# EN FINIR AVEC LE BLUES DE L'HIVER

et les troubles du rythme veille-sommeil

Le Dr Laurent Chneiweiss
est membre du comité scientifique de Kiria

Dr Laurent Chneiweiss et Dr Claude Gronfier

# EN FINIR AVEC LE BLUES DE L'HIVER

## et les troubles du rythme veille-sommeil

*Préface du Dr Sylvie Royant-Parola*

MARABOUT

Le lien entre les rythmes biologiques et la lumière a été découvert aux États-Unis au début des années quatre-vingt. Mais c'est seulement en 2005 que l'Association américaine de psychiatrie a officiellement recommandé la photothérapie comme traitement de première intention pour traiter les troubles affectifs saisonniers – appelé en langage courant « blues de l'hiver ».

Ce livre est le premier ouvrage grand public dans ce domaine écrit par des professionnels de santé français. Un fait révélateur du manque de sensibilisation et de connaissance de notre communauté médicale pour cette forme de traitement, qui a pourtant démontré cliniquement tout son potentiel dans des indications majeures comme le blues de l'hiver et les syndromes de retard ou d'avance de phase du rythme veille-sommeil.

Cet ouvrage, complet, sera utile à tous ceux qui souffrent des pathologies pouvant être traitées par la photothérapie mais aussi aux près de trois millions de personnes qui, en France, travaillent de nuit, en heures décalées, et qui veulent optimiser leur forme physique et psychique.

« Il y a trois sortes de savoir, disait Talleyrand ? : le savoir proprement dit, le savoir-faire et le savoir-vivre ? ; les deux derniers dispensent assez bien du premier. » L'objectif de ce livre est de vous apporter les clés d'utilisation de la lumière (savoir-faire) afin de mieux gérer votre horloge biologique (savoir-vivre).

En participant activement à la réalisation de ce livre, Kiria signe ici sa deuxième collaboration – après la sortie du livre *Votre capital vie* en 2007 – avec les éditions Marabout pour la réalisation d'un ouvrage de santé grand public de référence.

Kiria s'est donnée comme mission d'aider le grand public à mieux comprendre et mieux gérer son capital santé.

Depuis sa création en 2001, Kiria a collaboré activement avec les professionnels de santé, à travers notamment son comité scientifique, constitué de nombreux médecins de renom et présidé par le Professeur Émile Papiernick.

Cela donne tout son sens à la collaboration entre un éditeur réputé – Marabout – et Kiria pour réaliser ce livre pionnier dans le domaine de la photothérapie.

Bonne lecture.

Frédéric BIZARD
Fondateur et président de KIRIA

# Sommaire

## Les mécanismes chronobiologiques et autres applications de la photothérapie



## Annexes

# Préface

Un temps pour chaque chose, disait l'Ecclésiaste... Le temps qui passe est pris en compte par un merveilleux circuit interne au sein de notre cerveau, de nos organes, de nos cellules, comme autant d'horloges qui gardent la mémoire du temps. Il apporte à la biologie une autre dimension qui dépend des rythmes de notre environnement. On parle de chronobiologie. C'est une science moderne. Être à l'écoute de ses sensations, agir au bon moment en harmonie avec l'environnement en utilisant la lumière, élément naturel, comme un médicament permet de prévenir certains dérèglements, en particulier ceux de l'humeur. Cette approche naturelle s'intègre parfaitement avec le mouvement actuel de l'écologie et replace l'individu dans son contexte. Notre société où tout va si vite pourrait s'interroger sur cette boulimie de maîtrise du temps qui saisit nos concitoyens et les conduit parfois à oublier qu'ils ont un corps, des besoins et des rythmes qu'il faut respecter pour être en forme.

La chronobiologie est une science récente. Les premiers travaux remontent au début du siècle dernier. Elle a connu une période faste dans les années 1980, mais a toujours eu du mal à garder sa place ensuite en France car les équipes de recherche se sont dissoutes au gré des départs à la retraite et en raison de difficultés matérielles pour mener de telles études. Peu d'équipes ont travaillé dans ce domaine. Lorsqu'en 1979 le professeur Yves Pélicier, professeur de psychiatrie de Necker, m'a adressée à Odile Benoit, chronobiologiste de la Salpêtrière, pour travailler avec elle, notre première rencontre m'avait laissée extrêmement perplexe. Je venais la voir pour faire une thèse sur le sommeil et elle me parlait de rythmes biologiques où les « constantes » biologiques variaient tout au long des 24 heures. Ainsi, la température corporelle n'est pas en plateau à 37 °C tout le temps, il y a un minimum qui se situe entre 4 heures et 6 heures du matin, et un maximum qui survient entre 16 heures et 20 heures. On ne réagit pas de la même façon à 9 heures qu'à 16 heures du point de vue de sa concentration, de son humeur et de bien d'autres paramètres. Rien à voir avec ces petits appareils que l'on voyait fleurir dans les années 1980 et qui calculaient les biorythmes en fonction de la date et de l'heure de la naissance. Grande époque où tout le monde tapotait sur sa calculette pour voir s'afficher le moment de sa meilleure forme, du top de sa séduction ou de son efficacité. Pas très sérieux évidemment, nous étions avec ces gadgets à mille lieux de la chronobiologie. Domaine de recherche fascinant mais difficile, car s'intéresser à la chronobiologie signifie que tout événement est observé quasiment en continu jour et nuit... Dur pour l'expérimentateur... Malgré ces difficultés, les travaux de recherche récents ont fait des découvertes fascinantes. On sait maintenant qu'un petit nombre de gènes sont responsables de nos rythmes biologiques (dont celui du sommeil, des performances cognitives et de l'humeur) et que la lumière, selon son intensité, sa couleur et l'heure à laquelle on y est exposé, peut avancer ou retarder notre horloge interne.

Dans cette dimension temporelle, le déroulement des saisons prend naturellement sa place. Température qui change, intensité lumineuse qui varie, durée du jour qui se modifie, notre environnement nous apporte des signaux qui nous influencent au plus profond de notre être, au point de jouer sur notre humeur et sur notre forme physique et intellectuelle. Les jours raccourcissent, la luminosité baisse, et voilà que le moral chute. Coup de blues ? Peut-être en effet un petit creux de moral hivernal, mais attention à la dépression. Celle qui vous met à plat et vous fait ressasser des idées noires... Voir le soleil le matin est une promesse chaleureuse de journée qui s'annonce bien... Ces constatations intuitives ont été validées par les travaux de chercheurs depuis les années 1980. Notre environnement, en particulier par le biais de la lumière, influence notre humeur. Rien à voir avec les UV et le bronzage ; la lumière a une autre fonction, celle de réguler nos rythmes biologiques. Or, quelqu'un qui est mal synchronisé est à risque sur le plan dépressif. Dès 1978, Don Rockwell l'a souligné en le montrant dans une étude de simulation d'un décalage horaire en laboratoire. Quinze jours après la fin de l'expérience, une des quinze personnes sujets de l'étude s'est suicidée. Or c'était la seule qui présentait une mauvaise synchronisation de ses rythmes biologiques.

Laurent Chneiweiss et Claude Gronfier reprennent le flambeau de la chronobiologie au travers d'une problématique douloureuse, la dépression saisonnière, ou trouble affectif saisonnier. Il y a sans doute des individus plus sensibles que d'autres à la diminution de l'intensité lumineuse naturelle, au point de présenter une humeur maussade et de nombreux troubles physiques associés. Restaurer des comportements adaptés, savoir utiliser la lumière, celle dont on dispose naturellement grâce au soleil mais aussi celle fournie par des lampes qui simulent les effets de la lumière naturelle, est le traitement alternatif ou complémentaire aux médicaments de ces dépressions particulières. Claude Gronfier nous explique avec précision les circuits de l'action de la lumière, et ses liens avec nos rythmes biologiques et notre sommeil. La photothérapie est une technique thérapeutique qui utilise la lumière comme un médicament. Pour Anna Wirz-Justice, c'est le traitement de choix de la dépression saisonnière. Mais qui dit effet thérapeutique sous-entend indications particulières et mode d'emploi. En effet, si la lumière peut traiter, elle peut aussi provoquer ou entretenir des troubles si elle n'est pas utilisée à bon escient. Il n'y a d'ailleurs pas que dans les dépressions saisonnières qu'elle est intéressante. Certains troubles du sommeil, les décalages horaires, le travail posté peuvent bénéficier d'une utilisation rationnelle de la lumière naturelle ou de son adjuvant en boîte. Pour ne pas faire d'erreur, ce traitement nécessite un avis médical avant utilisation.

Avec le blues de l'hiver, nous découvrons ce que nous avons un peu tendance à oublier dans notre quotidien mais que les jardiniers connaissent par cœur : la lumière est tout simplement fondamentale à la vie.

*Sylvie Royant-Parola*

# Introduction

« Les sanglots longs des violons de l'automne
blessent mon cœur d'une langueur monotone. »

Paul VERLAINE

Quand j'étais enfant, j'entendais parfois mes parents dire : « Il n'y a plus de saison ! » Ils étaient commerçants, ils vendaient des chaussures, et l'absence de saison signifiait que les clients ne se précipiteraient pas pour acheter de beaux cuirs en hiver ou de jolies toiles en été. Aujourd'hui, le terme de « saison » reste bien présent dans notre vocabulaire du quotidien, mais c'est plutôt pour évoquer l'arrivée d'une nouvelle série télévisée. Cette forte fréquence des saisons dans notre vie de tous les jours n'est pas le fruit d'une coïncidence. Contrairement à ce que pensaient mes parents, les saisons existent bel et bien et elles nous influencent dans tous nos comportements, dans notre humeur et dans notre vie sociale.

Nous l'avons tous remarqué, nos émotions, nos sentiments, nos affects et notre forme physique varient en fonction des saisons. Pour la plupart d'entre nous, le printemps se traduit par un regain d'optimisme, un dynamisme retrouvé ou encore un désir croissant. Quand Charles Trenet chante le mois d'avril, il l'associe à l'amour, au ciel « plein de joie », à la fête. À l'inverse, l'automne et plus encore l'hiver nous renvoient à la morosité, quand ce n'est pas à la tristesse.

Cette observation qu'il existe une variation de notre humeur en fonction des saisons (la saisonnalité) est présente probablement depuis l'aube de l'humanité et nous en trouvons des traces dans les textes bibliques (l'Ecclésiaste écrit : « Vanité des vanités, tout n'est que vanité », propos ô combien dépressifs, au cœur de l'hiver) et dans les récits de la mythologie grecque : Chloris (Flore pour les Romains), la déesse du Printemps, s'unit à Zéphyr qui lui donne la jeunesse éternelle et l'empire des fleurs (le bonheur). Au contraire, Dionysos, le dieu de l'Hiver, est l'exemple de l'ambiguïté : il est le dieu du Vin (la joie).

Ce qui apparaît comme une évidence n'est pourtant pas facile à accepter. Comme souvent dans la psychologie du sens commun, l'individu a tendance à minimiser et à taire ce qu'il considère comme une vulnérabilité, une fragilité. Comment avouer sa baisse d'énergie, son manque d'envie de travailler ou sa baisse de désir pour son conjoint ? À une époque qui glorifie l'affirmation de soi, la perfection ou la réussite, comment cacher son envie de se réfugier au fond de son lit, de ne plus voir personne et de manger des sucreries toute la journée ? Pas étonnant qu'il nous ait fallu si longtemps pour regrouper des symptômes qui étaient pourtant devant nos yeux et définir les contours d'une affection qui touche un si grand nombre de personnes.

Car la saisonnalité est un phénomène banal. Plusieurs enquêtes menées au sein de la population montrent que près de 90 % des personnes interrogées témoignent d'une variation de leur humeur en fonction des saisons ; 30 % disent se sentir nettement moins bien en hiver qu'en été, et les critères de pathologie, c'est-à-dire de dépression hivernale, peuvent être portés chez 1 % à 10 % d'entre elles en fonction de la position géographique du pays. De tels scores montrent que les modifications d'humeur constituent plutôt la règle que l'exception.

Pourquoi notre humeur est-elle si variable ? Au-delà du contexte et de notre éducation, il y a plus simplement notre constitution, notre biologie et un solide héritage génétique. L'humeur varie avec le temps : en fonction de la journée (il y a des individus du matin et d'autres du soir), en fonction du mois (la période prémenstruelle est bien souvent marquée par des modifications du moral) et en fonction des saisons. Ces variations sont liées à des phénomènes biologiques qui eux-mêmes sont en relation avec la lumière. Car la solution était là, devant nos yeux : le lien entre saison et humeur se fait par l'intermédiaire de la lumière. La lumière agit sur la rétine, qui transmet le signal jusqu'à une petite structure localisée au cœur du cerveau : l'horloge biologique interne. Au travers d'une multitude de connexions, la lumière va influencer nos rythmes. Pour ceux d'entre nous qui sont les plus vulnérables, la baisse de luminosité va désorganiser les rythmes et accentuer cette tendance à l'hivernation[1] bien connue chez les mammifères. Les habitants du Nord connaissent une nuit hivernale bien plus longue et sont logiquement plus souvent touchés que les habitants du Sud.

Nous verrons que cette tendance n'est pas un caprice de la nature : l'hibernation est certainement l'un des meilleurs

1. L'hibernation est un état qui se produit chaque hiver chez certains mammifères tels que hamsters, marmottes, hérissons et certains écureuils. Elle s'accompagne d'un état léthargique, d'une baisse de la température corporelle (jusqu'à moins de 5 °C), du métabolisme et de la respiration, et permet ainsi d'économiser de l'énergie pendant l'hiver. L'ours est considéré à tort comme un hibernant. Son métabolisme diminue mais sa température corporelle reste relativement stable et il peut être facilement réveillé en cas de danger. On peut le qualifier de semi-hibernant ou d'hivernant. Contrairement à l'hibernation, l'hivernation n'entraîne pas une interruption de toutes les activités physiologiques. C'est ainsi que l'ours donne naissance à ses petits pendant l'hiver.

gages de la survie de nombreux animaux et l'hivernation celle de l'espèce humaine.

Mais hivernation n'est pas dépression. Quand on parle de maladie de l'esprit, la frontière entre la normalité et la pathologie est souvent bien difficile à tracer. Comme la normalité reste un concept fortement polémique, il était plus simple de tracer les limites de l'affection et de considérer tous ceux qui ne sont pas malades comme des sujets sains. Si nous appliquons ce principe à la saisonnalité, nous observons que c'est le handicap qui détermine le désir de se soigner. Et ce handicap touche l'individu aussi bien dans la conscience de soi que dans ses comportements. La fatigue du saisonnier se transforme en épuisement. La difficulté à réfléchir devient de la léthargie psychique. Le besoin de dormir devient écrasant et le seul désir devient celui de retrouver son lit. Parfois les extrêmes se rejoignent et l'absence de souffrance engendre une grande souffrance ! Dans les troubles affectifs saisonniers, les patients se plaignent régulièrement de ne plus ressentir d'émotion, comme s'ils étaient anesthésiés. Les psychiatres parlent d'émoussement affectif. Comme les émotions sont des outils de communication, le rapport à l'autre devient délicat, voire impossible, d'où une souffrance difficile à décrire. Il faut certainement voir dans cette grande difficulté à s'exprimer le retard pris pour prendre en considération une maladie qui touche une si grande partie de la population française. Finalement, c'est le Dr Norman Rosenthal, un chercheur sud-africain travaillant aux États-Unis, souffrant lui-même d'un trouble affectif saisonnier, qui devait proposer au début des années 1980 les critères diagnostiques de cette forme de dépression.

Si le manque de soleil causait cette baisse de moral, le recours à la lumière devait pouvoir le rétablir. C'était une évidence mais, comme bien souvent, il a fallu attendre que les chercheurs s'y intéressent pour qu'on en comprenne les mécanismes. En se penchant sur les textes anciens, nous aurions pu remarquer qu'Arétée de Cappadoce, un médecin grec du Ier siècle de notre ère, préconisait d'exposer à la lumière les « léthargiques », ou encore que Régis, un aliéniste du début du XXe siècle, proposait déjà une sorte de photothérapie pour les « agités » et les mélancoliques[1]. Cet inconscient collectif (ou ce bon sens, comme on voudra) se retrouve dans les fêtes religieuses. Peu avant Noël, la fête juive de Hanoukka est la « Fête des lumières ». L'allumage des bougies sur la Ménora a inspiré la liturgie chrétienne, et le sapin de Noël est devenu indissociable des lumières qui l'accompagnent. Au cœur de l'hiver, la lumière devient synonyme de joie !

À l'aube des années 1980, une équipe du National Institute of Mental Health (NIMH, l'Institut de santé mentale américaine) parvient à faire le lien entre les rythmes biologiques et la lumière, et aboutit à la conclusion que la photothérapie devrait rétablir une humeur défaillante chez les individus vulnérables. Herb Kern était un ingénieur qui souffrait de trouble affectif saisonnier. Il avait épuisé avec son psychiatre toutes les ressources qui existaient alors. Sa volonté de s'en sortir l'amena jusqu'au Pr Alfred Lewy qui menait l'équipe du NIMH sur la piste des rythmes biologiques. La rencontre fut décisive. Herb Kern fut le premier patient à bénéficier d'un traitement par la lumière, et le premier à s'en sortir. Car les résultats ultérieurs devaient montrer la grande efficacité de cette stratégie : plus des deux tiers des patients trouvent une amélioration considérable en s'exposant quotidiennement devant leur lampe ! Moins de vingt cinq ans plus tard, en 2005, l'association américaine de psychiatrie recommandait officiellement la lumière, par la photothérapie, comme traitement de première intention pour traiter les troubles affectifs

---

1. Attar-Lévy D. : « Photothérapie », in *Les Maladies dépressives*, Flammarion « Médecine/Sciences », 1995, 434-42.

saisonniers[1], devant les autres stratégies thérapeutiques (en particulier les médicaments antidépresseurs).

Ce qui fut pendant plusieurs années un traitement expérimental, réservé aux laboratoires de recherche, est maintenant accessible au plus large public. Aux premiers temps de la photothérapie, c'était il y a moins de vingt-cinq ans, les panneaux lumineux couvraient tout un mur et les patients devaient se rendre à l'hôpital chaque jour pour s'y exposer. Les lampes ne procuraient pas d'intensité supérieure à 2 500 lux (le lux est l'unité d'éclairage. La lumière d'un bureau standard varie de 300 à 700 lux et le soleil d'été peut produire jusqu'à 100 000 lux), et les personnes souffrant de trouble affectif saisonnier devaient rester entre deux et trois heures chaque jour devant l'appareil. Certains patients, peu enclins à se rendre à l'hôpital chaque matin, s'étaient constitué eux-mêmes des lampes de relativement forte intensité. Depuis l'aube des années 2000, plusieurs sociétés sont parvenues à fabriquer des lampes de petite taille, pesant moins de 5 kilos et capables de délivrer 10 000 lux pour un prix abordable. La durée des séances s'est réduite à trente minutes par jour. Nous sommes entrés dans une ère nouvelle.

1. Wirz-Justice *et al.* International Society for Affective Disorders, Committee on Chronotherapeutics in Affective Disorders. *Chronotherapeutics (light and wake therapy) in affective disorders*. Psychological Medicine, 2005, 35 : 939-944.

# La dépression saisonnière

# Description clinique

Une dépression est qualifiée de « saisonnière » lorsqu'elle apparaît à l'approche de l'hiver et disparaît spontanément au printemps (on parle dans ce cas de dépression hivernale).

Les Anglo-Saxons l'appellent *seasonal affective disorder* pour trouble affectif saisonnier ou *winter blues* (« blues de l'hiver »). Sa récurrence régulière (tous les ans) est l'un des critères principaux pour définir cette pathologie. Ses causes précises ne sont pas encore totalement élucidées, mais de nombreuses pistes existent. Elles peuvent avoir des origines différentes d'un individu à l'autre. Puisque la pathologie apparaît avec la diminution de la longueur du jour, un dysfonctionnement de l'horloge biologique est l'une des hypothèses actuelles. La luminothérapie est actuellement la méthode de choix pour son traitement.

En automne et en hiver, les jours sont plus courts (la photopériode diminue) et la luminosité devient plus faible. Cette réduction d'exposition à la lumière a des effets biologiques bien connus et entraîne : baisse d'énergie, fléchissement de l'humeur, modifications du sommeil et des rythmes biologiques et troubles du comportement alimentaire. On parle de « blues de l'hiver », mais parfois il peut s'agir d'un authentique état dépressif appelé « dépression saisonnière ».

Bien souvent, les patients qui viennent consulter connaissent déjà leur diagnostic. Ils ont constaté un changement radical de leur tempérament entre l'hiver et l'été. Si bien que certains arrivent en disant « Docteur, je crois que j'ai une double personnalité », comme Mme A., une assistante de direction de 38 ans :

> *« Je n'ai pas toujours été comme ça. Je pense que les problèmes ont commencé peu après mon second accouchement, lorsque j'avais 27 ans. Mon garçon est né au début du mois de juillet et je me souviens qu'il faisait une chaleur accablante. C'est un bébé qui a tout de suite bien dormi et c'est sans doute pour cela que je ne me suis pas étonnée de la forme olympique avec laquelle j'ai vécu jusqu'au mois de novembre suivant. À ce moment, je me suis effondrée. On aurait dit que j'avais pris de la drogue, ou des somnifères : je n'arrivais plus à me lever pour le biberon, j'ai commencé à me traîner. Au bout de quinze jours, je suis allée voir mon médecin de famille et il m'a arrêtée pour dépression. Il pensait que je faisais une dépression à cause de mon récent accouchement. En réalité, je ne me sentais pas vraiment déprimée. J'étais complètement épuisée et rien ne m'intéressait, mais je prenais toujours plaisir à voir mes deux gamins et il m'arrivait de rire avec eux en leur donnant le bain. J'ai pris les médicaments qu'il m'a prescrits mais ça ne m'a pas franchement aidée. Je me sentais un peu mieux, mais la fatigue et ma boulimie étaient toujours bien là. Avec le recul, je sais que c'est lors de l'arrivée des beaux jours que ma forme est revenue. J'ai arrêté de prendre le traitement antidépresseur et j'ai continué de me sentir bien jusqu'à la fin de l'été. Je pensais vraiment être sortie d'affaire. Malheureusement, tout a de nouveau dégringolé à partir du mois de novembre. Je suis retournée voir mon médecin, qui m'a de nouveau prescrit le même traitement. Ce cycle « bien l'été et mal l'hiver » s'est répété, si bien que mon médecin m'a adressée à un psychologue pour tenter de comprendre s'il ne m'était pas arrivé quelque chose de traumatisant dans mon enfance durant ces mois d'arrivée de l'hiver. Je suis restée en analyse durant trois ans. Je pense que la cure*

*m'a fait le plus grand bien : je me connais mieux, mes relations avec ma famille se sont nettement améliorées, mais les cycles ont persisté !* »

Les changements d'aspect et de comportement sont parfois spectaculaires entre l'été et l'hiver.

Je me souviens d'Annie, une femme d'une trentaine d'années, rencontrée à la fin de mon internat. C'était en juillet et elle venait consulter dans le but de prévenir sa baisse de forme récurrente à l'approche de l'hiver. Nous étions médecins dans le même hôpital et elle avait entendu parler des débuts de la photothérapie. C'était une gastro-entérologue dynamique, mariée à un autre médecin du service et tout le monde appréciait sa bonne humeur et son engagement auprès des malades. Nous avions convenu de nous revoir en novembre pour tester de nouveaux appareils. Finalement, je l'ai revue un peu plus tôt, en octobre. Ce n'était plus la même personne. Elle avait pris 5 kilos en l'espace de deux semaines, elle parlait étonnamment lentement, arrivait dans son service avec une heure de retard et il lui arrivait parfois d'oublier de signer ses ordonnances !

## Faire le diagnostic

Contrairement aux professionnels d'autres disciplines médicales, les psychiatres ne disposent que de très peu d'examens complémentaires pour valider leurs diagnostics. Les cardiologues utilisent l'électrocardiogramme ou la biologie pour confirmer une maladie des artères coronaires, les gastro-entérologues valident leur diagnostic d'ulcère avec une fibroscopie, mais les psychiatres ne disposent que de leurs yeux et de leurs oreilles pour porter un diagnostic de dépression. Il existe de nombreuses variations biologiques et même morphologiques au cours de ces pathologies, mais ces examens restent aujourd'hui du domaine de la recherche.

L'observation clinique est donc primordiale. Tout comme dans les autres maladies, les états dépressifs correspondent à une clinique bien précise. La liste de symptômes est limitée, l'organisation de ces symptômes ne répond pas du hasard.

## Les symptômes

### Une fatigue intense

Cet aspect du trouble affectif saisonnier est si caractéristique que les mêmes paroles se retrouvent souvent dans la bouche de nos patients :

> *« C'est comme si mes jambes ne me portaient plus », « Je suis si fatiguée qu'une fois arrivée au travail, je ne décolle plus de ma chaise », « C'est comme si une chape de plomb pesait sur mes épaules, mon corps devient lourd, je ne peux plus me mouvoir ».*

Doit-on parler de « dépression saisonnière » ou de « trouble affectif saisonnier » ? Le second terme a notre préférence (nous l'abrégerons par TAS dans la suite de l'ouvrage). Dans notre conception classique d'un état dépressif caractérisé, la présentation des patients est dominée par une tristesse envahissante et par une perte d'espoir. La douleur morale (où dominent l'anxiété et l'humeur dépressive) et la perte de la capacité à éprouver du plaisir sont au premier plan.

Ce n'est pas le cas du TAS. Dans le TAS, les symptômes physiques sont au premier plan, si bien que bien souvent les médecins sont amenés à évoquer une maladie somatique comme une infection virale ou un désordre hormonal. La fatigue arrive d'abord et c'est parce qu'ils sont épuisés que ces patients en viennent à pleurer. C'est parce qu'ils sont fatigués qu'ils ne font plus l'effort d'aller vers autrui et de rechercher une motivation, un plaisir. On peut dire que dans le TAS, la fatigue est première et la tristesse secondaire, alors que dans les formes les plus classiques de dépression, la tristesse et la perte d'espoir sont premières et l'épuisement plutôt secondaire.

Dans un épisode dépressif caractérisé, la fatigue obéit à un rythme : elle est plus intense le matin que le soir. Dans le TAS, la fatigue est présente tout au long de la journée : « Je n'attends qu'une chose, c'est de retrouver mon lit le soir. Je me traîne toute la journée. C'est comme si mon corps pesait une tonne. »

## Ralentissement physique et ralentissement psychique

Cette intense fatigue physique va de pair avec une difficulté majeure à se concentrer ou à rester attentif.

Jean, créatif dans une agence de communication, raconte :

> *« En hiver, c'est comme si mon esprit était englué. Je me mets devant mon bureau et... rien ne vient. C'est du vide. Je mets des heures à faire ce qui d'habitude me prend quelques minutes. C'est vraiment pénible. À plusieurs reprises, je me suis dit que j'allais arrêter de faire ce job. Mais en été, les idées reviennent. C'est pour ça que je suis toujours là. »*

Les patients expriment cette lenteur anormale dans le traitement des informations. Dans notre vie quotidienne, nous devons en permanence faire des choix, prendre des décisions. Dans le TAS, en hiver, tout prend beaucoup plus de temps. C'est un peu comme si le film de la pensée défilait au ralenti (par exemple comme un film à la vitesse de 12 images par secondes) alors que le monde extérieur continuait au rythme de 24 images par seconde. Du coup, les patients se sentent rapidement débordés.

Toutes les fonctions intellectuelles sont touchées. L'attention est réduite, la mémorisation est plus lente, les prises de décision sont plus hésitantes. Certains, comme Alice, en viennent à tricher :

> *« C'est vrai, je l'avoue, je n'y arrive pas. Je dois monter des dossiers avec les pays du tiers-monde. Comme leur législation et leurs habitudes sont bien moins procédurales que les nôtres, on n'est pas à un mois près dans la conclusion d'une affaire. Alors j'en profite. Je raconte à mon chef que les choses traînent alors que c'est moi qui ne fais pas mon job. Quand il me rend visite dans mon bureau, je fais semblant de travailler sur mes dossiers. Jusqu'à présent, il n'a rien vu, mais jusqu'à quand ? »*

## Un sommeil bien perturbé

La fatigue ressentie la journée s'intègre dans une perturbation plus globale du rythme veille-sommeil. L'un des témoignages les plus fréquemment entendus en consultation est : « Le matin, en hiver, je n'arrive pas à me lever. » Les patients souffrant de TAS mettent une bonne partie de la journée à émerger de leur nuit, et parfois ils n'y parviennent pas du tout.

Presque tous les désordres du sommeil peuvent se rencontrer : difficultés à s'endormir (assez rarement), réveils nocturnes à répétition (assez souvent), rêves perturbants (fréquemment), réveil difficile (systématiquement). Le seul désordre auquel nous n'assistons pas est un réveil matinal très précoce.

Sur le plan de l'architecture du sommeil, il semble que ce soit avant tout le sommeil lent profond qui soit le plus atteint. Comme c'est une phase de sommeil importante qui nous permet, entre autres, de récupérer physiquement, il n'est guère étonnant de voir les patients atteints de TAS si fatigués durant la journée.

### L'architecture du sommeil

À l'âge adulte, le sommeil dure en moyenne huit heures. Il ne s'agit pas d'un état stable : le sommeil normal est fractionné en quatre ou cinq cycles. Chacun de ces cycles s'étale sur une heure et demie environ où vont se succéder deux grands types de sommeil : le sommeil lent et le sommeil paradoxal. Au fur et à mesure de l'avancée de la nuit, le sommeil paradoxal (là où se déroulent principalement les rêves) va devenir dominant.

Le sommeil lent est ainsi appelé en raison de la fréquence des ondes électriques observées sur l'électroencéphalogramme. Le sommeil lent est lui-même divisé en quatre stades qui vont de l'endormissement (l'entrée dans le sommeil) au sommeil profond. Le sommeil lent est un sommeil lourd et ne contient pas de scénario onirique structuré. Les images sont floues, plutôt en noir et blanc. Le sommeil lent profond est généralement considéré comme la phase de récupération de la fatigue physique diurne.

Le terme de « sommeil paradoxal » est lié à l'activité électroencéphalographique observée durant cette phase : elle ressemble à s'y méprendre à celle de l'état de veille, alors que le sujet est profondément endormi. Sur le plan musculaire, le corps est au repos complet, détendu, et seuls les yeux sont fréquemment animés de mouvements rapides (d'où l'autre nom de cette phase de sommeil : le sommeil REM, pour *Rapid Eye Movements* : mouvements rapides des yeux). Les rêves sont mieux structurés, en couleur. Si le dormeur se réveille, il peut souvent décrire son rêve, mais il exprime un sentiment écrasant de lourdeur et de pénibilité. Le sommeil paradoxal est plutôt considéré comme la phase de récupération de la fatigue intellectuelle.

Une bonne nuit de sommeil, constituée de phases régulières de sommeil à ondes lentes et de sommeil paradoxal, permet une bonne récupération physique et intellectuelle.

## Une modification des habitudes alimentaires assez particulière

En hiver, nous avons tous tendance à prendre un peu de poids, mais ce trait se retrouve nettement plus prononcé lorsque nous sommes face à un TAS. Les patients souffrant de TAS consomment des aliments plus riches, et plus particulièrement des glucides. Pâtes, pains, riz, pommes de terre, mais aussi sucreries et pâtisseries se retrouvent régulièrement à leurs menus.

Le comportement alimentaire des patients souffrant de TAS ne correspond pas à celui des patients boulimiques. Ces derniers présentent des crises durant lesquelles il leur est impossible de se dominer, dévorant tout ce qui se présente au passage, et surtout du sucré. C'est très rarement le cas des TAS. La consommation ne se fait pas par crises et les patients ne se lèvent pas la nuit pour vider leur réfrigérateur. Plus simplement, chaque repas contient une proportion exagérée de sucres.

Pourquoi ce goût du sucré ? Plusieurs explications ont été données à cette particularité. Le Pr Arbisi et ses collègues de l'université de Minneapolis aux États-Unis ont montré qu'il existait dans le TAS une altération du goût. En comparant des patients souffrant de TAS et des sujets sains, l'équipe a observé que les patients souffrant de TAS étaient moins sensibles au sucré et ressentaient plus tardivement que les sujets sains la sensation de satiété[1]. Ainsi, chez les patients souffrant de TAS, la sensation de faim est bien présente mais le sentiment de saturation qui signe la fin du repas apparaît imparfait.

---

1. Arbisi P.A., Levine A.S., Nerenberg J., Wolf J. : « Seasonal alteration in taste detection and recognition threshold in seasonal affective disorder : the proximate source of carbohydrate craving », *Psychiatry Res.* 1996 ; 59(3):171-82.

Comment s'arrêter de manger lorsqu'on ne ressent pas ce signal d'arrêt ?

Il semblerait également que les glucides donnent aux patients souffrant de TAS l'impression de posséder un surcroît d'énergie et un effet réducteur sur leur fatigue. Les glucides agiraient comme un stimulant, leur donnant l'illusion d'échapper à leur lassitude. C'est bien différent de ce que l'on peut observer chez la plupart des individus qui ne souffrent pas de saisonnalité : chez eux, la consommation excessive de glucides entraînerait plutôt une accentuation de la fatigue[1] !

Georges, un homme de 52 ans à la longue expérience de saisonnalité, résumait ainsi son problème :

> *« L'hiver, j'hiberne : je mange et je me traîne. Je ne vois plus mes amis et je rentre plus tôt du travail. Je me mets devant le poste de télévision et je grignote. Pas étonnant que je prenne au moins 5 kilos en deux mois. »*

## Amour, sexe et fantaisies

Les thérapeutes de couples ne s'y sont pas trompés : ils constatent régulièrement une augmentation des demandes de consultations en hiver et certains couples qu'ils estimaient guéris ont tendance à retomber dans leurs querelles à la saison froide.

Les femmes qui souffrent d'un TAS s'arrangent pour aller se coucher avant leur conjoint. Elles justifient leur quête du lit par leur épuisement régulier, mais elles tentent par la même occasion d'éviter toute sexualité. L'amour n'est pas en jeu. Pratiquement toujours, dès le printemps

---

1. Rosenthal N.E., Genhart M.J., Caballero B., Jacobsen F.M., Skwerer R.G., Coursey R.D., Rogers S., Spring B.J. : « Psychobiological effects of carbohydrate- and protein-rich meals in patients with seasonal affective disorder and normal controls », *Biol Psychiatry*. 1989 Apr 15 ; 25 (8) : 1029-40.

revenu, le désir et l'appétit sexuels retrouvent leurs niveaux antérieurs. Mais à la longue, les couples souffrent. Le partenaire ne comprend pas et il accumule tout au long de l'hiver du ressentiment, quand ce n'est pas de la rancœur. Si bien que les crises se produisent tout au long de l'année, avec une augmentation notable en hiver.

## Morosité et tristesse

Dans un état dépressif « classique », les patients ont une vision globalement négative d'eux-mêmes, de leurs relations avec autrui et de leur avenir. Cette triade s'exprime d'emblée et la tristesse arrive au premier plan.

Christophe André et François Lelord définissent l'estime de soi comme la résultante de trois dimensions : l'amour de soi, la capacité d'exprimer ses idées et ses positions (l'affirmation de soi) et la confiance en ses compétences personnelles. Ces trois dimensions demandent une grande énergie, ne serait-ce que pour leur entretien ; alors ne parlons pas de leur développement !

Dans le TAS, la tristesse est bien souvent secondaire au constat d'impuissance. Marie, mère de trois enfants, assistante de direction, raconte :

> « *Je suis tellement fatiguée que je n'arrive pas à tenir ma maison. Je laisse mes enfants se chamailler, je ne les aide pas à faire leurs devoirs. Je pense que je suis une mauvaise mère.* »

Comme toutes les émotions, l'amour est un sentiment difficile à traduire par des mots. Il s'articule autour d'une notion d'attachement, rendant chaque relation, chaque échange nécessaire à son entretien. À l'inverse, au fond de chaque tristesse, il y a une impression de perte. On perd l'amour et plus particulièrement l'amour de soi lorsque les échanges se raréfient. Il est possible d'appréhender la notion d'amour au travers de nos souvenirs ; nous possédons tous un album imaginaire où se regroupent nos fortes sensations : un sourire, un cadeau, une phrase qui expriment de la part de notre interlocuteur ce sentiment si difficilement communicable et qui nous remplit et nous permet d'exister. De même, nous avons tous touché du doigt, à un moment de notre existence, cette sensation. Ce ressenti s'est gravé au fond de notre mémoire et nous permet d'avancer dans notre exploration de la relation à autrui. Donner et recevoir, voilà qui nous permet d'appréhender la notion d'amour et de l'appliquer à nous-mêmes. Fort de ce ressenti, nous pouvons nous l'accaparer et l'intérioriser. Dans les troubles affectifs saisonniers, le moteur est en panne. Il peine à actualiser les données. Quand avons-nous ressenti de l'amour et dans quelles conditions ? Qui aimons-nous vraiment ? Puis-je me mettre sur la liste des personnes que j'aime ? L'amour se perd !

L'estime de soi suppose une capacité de s'individualiser. Pour exister dans la multitude, nous devons pouvoir exprimer nos sentiments, nos valeurs, nos références, bref, tout ce qui nous est propre. Pour défendre nos positions, nous devons faire preuve d'une capacité de nous affirmer. S'opposer ou refuser (dire non), émettre une critique, recevoir une critique (ou un compliment) nécessite une grande énergie. Énergie qui fait cruellement défaut dans le TAS.

Avec cette perte des capacités à entretenir l'estime de soi, comment ne pas tomber dans la tristesse ?

## Douleurs et maladies somatiques

Au cours des dix dernières années, une attention toute particulière a été portée sur la fréquence des douleurs lors des épisodes dépressifs. Et là nous ne parlons pas de douleur morale, mais bien de douleur physique. Focalisés sur les aspects émotionnels des états dépressifs, les psychiatres avaient négligé les dimensions physiques, corporelles. Cet aspect somatique des états dépressifs est désormais bien exploré. Les enquêtes réalisées chez les patients dépressifs montrent que des douleurs sont presque toujours présentes, à des degrés variables. C'est l'une des raisons avancées pour expliquer les difficultés à reconnaître un état dépressif en médecine générale : les patients se présentent avec une demande de soins physiques, montrant de nombreux symptômes. Cet ensemble de symptômes égare le praticien.

Dans leurs présentations, les états dépressifs peuvent s'exprimer sur un continuum qui irait du « tout psychique » (tristesse au premier plan, angoisses, culpabilité, désespoir) au « tout physique » (fatigue, douleur, problèmes d'appétit, etc.). On l'aura compris, les troubles affectifs saisonniers se situent plutôt du côté somatique. Il était donc logique d'y retrouver un riche cortège de symptômes douloureux.

Marie-Laure, une jeune retraitée de 58 ans, confie :

> « *Dès que l'automne arrive, mes maux de tête reviennent. C'est lancinant, j'ai l'impression d'avoir la tête dans un étau. Et rien n'y fait. Inutile de prendre de l'aspirine. J'ai mal partout. Mes lombaires me font tellement souffrir que j'ai du mal à marcher. Mes épaules sont coincées, un peu comme si j'avais la grippe, sauf que j'ai fait venir plusieurs fois mon médecin généraliste et qu'il me dit que je n'ai rien.* »

Toutes les parties du corps peuvent devenir douloureuses, mais les patients parlent avant tout de céphalées et de lombalgies. Il n'y a là rien d'organique : les patients souffrent en raison de la mécanique intime des états dépressifs qui augmente la perception des signaux de douleur. Les douleurs disparaissent avec la guérison de l'état dépressif.

## Une question annexe : les déprimés sont-ils plus souvent malades que les autres ?

Les données concernant la fréquence des maladies physiques chez les patients dépressifs font toujours l'objet d'un vaste débat, mais nous avons de solides données concernant les deux principales causes de mortalité : les accidents cardio-vasculaires et les cancers.

Une fois de plus, c'est aux États-Unis que nous devons chercher les enquêtes les plus fiables en population générale. En 1994, le Pr L.A. Pratt et son équipe de l'université John Hokins à Baltimore ont pu reprendre contact avec un groupe de 1 551 personnes diagnostiquées dépressives en 1981, mais sans affection cardio-vasculaire. Treize ans plus tard, 64 de ces patients présentaient ou avaient présenté au cours de la période un infarctus du myocarde. Dans cet échantillon de la population, le risque était donc de 4 %. Or, dans la population générale comparable (en termes d'âge, de sexe et de niveau socio-culturel) ne souffrant pas de troubles de l'humeur, le risque est inférieur à 1 %. Ainsi, comparé à la population qui n'avait jamais eu de troubles de l'humeur, le risque relatif associé à une dépression majeure était de 4,54 ; cela signifie que les patients déprimés avaient eu presque cinq fois plus de risques de mourir d'un infarctus que les non-déprimés.

Le risque de cancer chez les personnes déprimées est plus difficile à évaluer car les résultats des enquêtes sont contradictoires : certaines estiment que le risque est supérieur quand d'autres ne retrouvent pas ce résultat. Toutefois, un facteur semble se confirmer : quand un cancer s'est installé, la présence d'un état dépressif caractérisé constitue un facteur de mauvais pronostic.

Dans le TAS, les éléments manquent encore pour savoir si nos patients souffrent plus que les autres de pathologies organiques. Nous savons que la mortalité par accidents cardio-vasculaires connaît un pic en hiver, plus particulièrement chez les hommes âgés de plus de 55 ans. Pour l'équipe du Pr Douglas, de l'université d'Aberdeen en Écosse, cette augmentation d'admissions à l'hôpital serait en relation avec la baisse de la température[1]. Cependant, et c'est ce qui est plus troublant, le même phénomène est observé quelle que soit la latitude. Même à Hawaï, plus proche de l'équateur, la mortalité est plus importante en hiver[2] !

La saisonnalité est présente pour de nombreuses constantes biologiques. Ainsi, l'hémoglobine HbA1C est un marqueur très utile pour l'observation de l'équilibre de la glycémie (le taux de sucre dans le sang). Les diabétiques possèdent une mauvaise régulation de leur glycémie, et le dosage de l'hémoglobine HbA1C permet d'évaluer avec précision l'équilibre glycémique au cours des deux mois précédant le dosage. Chez des volontaires sains, non diabétiques, l'équipe du Dr Tseng dans le New Jersey aux États-Unis a montré que l'hémoglobine HbA1C connaissait une augmentation significative en hiver, traduisant ainsi une moins bonne régulation. Aussi n'est-il pas étonnant de retrouver la même saisonnalité chez les diabétiques[3]. L'enquête du Pr Samuelsson, de l'université Liköping en Suède, confirme une plus grande incidence de début de diabète chez les jeunes en hiver et une

1. Douglas A.S., Dunnigan M.G., Allan T.M., Rawles J.M. : « Seasonal variation in coronary heart disease in Scotland ». *J Epidemiol Community Health*, 1995 Dec ; 49 (6) : 575-82.

2. Todd B. Seto *et al.* : « Seasonal variation in coronary artery disease mortality in Hawaii : observational study », *BMJ*. 1998 June 27 ; 316 (7149) : 1946-47.

3. Tseng C.L., Brimacombe M., Xie M., Rajan M., Wang H., Kolassa J., Crystal S., Chen T.C., Pogach L., Safford M. : « Seasonal patterns in monthly hemoglobin A1c values », *Am J Epidemiol.* 2005 Mar 15 ; 161 (6) : 565-74.

grande difficulté à réguler leur glycémie durant cette même période[1].

Nous savons également que les patients souffrant d'un TAS consultent plus souvent leur médecin généraliste que les autres, pour toutes sortes de maladies ou de désordres physiques[2]. L'équipe de l'Écossais John Eagles a suivi 123 patients souffrant d'un trouble affectif saisonnier et consultant leur médecin généraliste. Ces patients ont été comparés à 246 autres patients consultant en médecine générale mais ne souffrant pas de désordre affectif sur une période de cinq ans. Il en ressort une plus grande fréquence de troubles (avant tout une plus grande incidence de douleurs variées, d'infections et de troubles prémenstruels) et de prescriptions (tests de laboratoire et prescriptions médicamenteuses). Logiquement, le nombre de consultations dans le groupe de patients souffrant de TAS est significativement plus important que dans celui des témoins.

## Une conséquence logique : des consommations excessives de stimulants et d'alcool

Pascal, technicien informatique, confie :

> « *Cette sensation d'être carrément nul m'est insupportable. Alors j'ai pris l'habitude de boire en sortant du bureau. Ça me soulage. De toutes les façons, j'ai une image catastrophique de moi. Alors, alcoolique, ce n'est qu'un degré de plus dans la perte de l'estime de soi.* »

Pascal n'est pas un cas isolé. Nombre de patients prennent de manière excessive des substances toxiques

1. Samuelsson U., Carstensen J., Löfman O., Nordfeldt S. : « Seasonal variation in the diagnosis of type 1 diabetes in south-east Sweden », *Diabetes Res Clin Pract.* 2007 Apr ; 76 (1) : 75-81. Epub 2006 Sep 11.

2. John M. Eagles : « Use of health care services in seasonal affective disorder », *The British Journal of Psychiatry*, 2002 ; 180 : 449-54.

(alcool et cannabis en particulier) durant les mois d'hiver et réduisent ou interrompent leur consommation en été. Les TAS peuvent alors devenir un mode d'entrée dans la toxicomanie et dans l'alcoolisme.

Les relations entre TAS et consommation d'alcool sont complexes[1]. De nombreuses enquêtes ont montré que les patients alcooliques augmentent leur consommation durant les mois d'hiver, et on estime qu'environ un quart des alcooliques présentent un trouble affectif saisonnier. Pour certains, l'alcool serait donc un moyen de traiter leur blues de l'hiver.

Par ailleurs, la consommation d'alcool suit le même gradient nord-sud que le trouble affectif saisonnier. Aux États-Unis, on boit plus d'alcool au nord qu'au sud, après prise en compte des facteurs culturels et sociaux.

Des liens entre alcoolisme et trouble affectif saisonnier sont également mis en évidence sur le plan génétique. Ainsi, certaines études ont retrouvé que plus de 40 % des patients souffrant de TAS avaient dans leur famille proche (parents au premier degré) un membre alcoolique (alors que la fréquence en population générale n'excède pas 15 %). Et pourtant, malgré tout ce que nous venons de voir, la fréquence de l'alcoolisme chez les patients souffrant de TAS n'est pas différente de celle du reste de la population !

Une des explications possibles est que la consommation d'alcool est de toutes les façons plus importante durant les saisons froides au sein de la population générale. Les patients souffrant de TAS boivent plus durant l'hiver, mais leurs excès sont masqués par ceux du reste de la population.

1. On trouvera une revue extensive de la littérature dans Sher L. : « Alcoholism and seasonal affective disorder », *Comp Psychiatry*. 2004 ; 45, 1 : 51-56.

Depuis que les Européens ont rapporté le café du Nouveau Monde, nous en connaissons les effets stimulants.

Maria était tellement dépendante du café au cours des mois d'hiver qu'elle avait réussi à convaincre son mari commerçant d'ouvrir une seconde boutique spécialisée dans la vente de cafés du monde entier !

Il s'agit là probablement de l'automédication du TAS la plus répandue. Le café comporte cependant de nombreux effets secondaires : l'excès de café entraîne des troubles du sommeil (un sommeil plus superficiel avec de nombreux réveils et finalement une accentuation d'une somnolence déjà bien intense), des palpitations et parfois des troubles du rythme cardiaque, des crises d'angoisse pouvant aller jusqu'à de vraies attaques de panique[1] (chez les patients plus sensibles à l'anxiété). Sans compter que l'arrêt d'une consommation intense et régulière de café est à l'origine d'un syndrome de sevrage comparable à ce que l'on peut observer lorsque les patients interrompent leur consommation de tranquillisants : fatigue excessive, impression d'être dans du coton, vertiges, raideurs musculaires, etc.

Pour certains auteurs, il semblerait même que la consommation excessive de café puisse entretenir la récurrence des épisodes dépressifs. La caféine jouerait un rôle excitateur et fragilisant de la membrane cellulaire. En quelque sorte, l'excès de stimulation épuiserait les ressources de l'individu et l'entraînerait vers un fond dépressif. Les Italiens Tondo et Rudas, de l'université de Cagliari en Italie, rapportent ainsi plusieurs cas de stabilisation de patients après arrêt complet de la consommation de café.

---

1. L'équivalent de six expressos peut entraîner chez des volontaires sains de vraies attaques de panique.

Signe des temps, nous rencontrons de plus en plus de consommateurs de cannabis lors de nos consultations. Comme bien souvent, les personnes dépendantes justifient *a posteriori* leur consommation par des besoins opposés. Ainsi, les fumeurs de marijuana y recherchent tantôt un apaisement (lorsque tout va mal, pour obtenir une détente, un espace personnel de réflexion), tantôt une stimulation (lorsqu'ils ont besoin d'un coup de fouet). Comment un même produit peut-il être excitant un jour et sédatif le lendemain ? C'est là tout le miracle de la représentation que l'on s'en fait !

Ici encore, plusieurs enquêtes ont montré que la consommation globale de substances toxiques suivait le gradient nord-sud. Finalement, la latitude pourrait bien être l'un des facteurs explicatifs majeurs de nos tendances à user de stimulants. En accord avec cette observation, nous avons une belle histoire avec le cas de Jean-Marc, un ingénieur de 42 ans. Après la fin de ses études, il avait décroché un travail sur une plate-forme pétrolière en mer du Nord. Vers l'âge de 30 ans, il avait commencé à souffrir de fortes variations saisonnières de son humeur et on pouvait dater son entrée dans le TAS à l'âge de 33 ans. À cette époque, il buvait quatre à six bières (pintes) par jour et fumait un à deux joints par jour en hiver, jouant habilement pour contourner les réglementations en vigueur sur les plates-formes. Jusqu'au jour où les avertissements ne suffisant plus, il fut officiellement découvert et licencié. Il eut beau clamer le soutien nécessaire de l'alcool et du cannabis pour supporter les rigueurs du temps et l'ennui d'une vie isolée du reste du monde, rien n'y fit. Il rejoignit le continent, rentra quelques mois plus tard en France et s'établit d'abord en région parisienne puis à Nice. Les oscillations saisonnières diminuèrent et sa consommation de toxiques cessa presque naturellement au cours des années qui suivirent.

Mais, malgré toutes les campagnes de prévention, à égalité avec le café, c'est le tabac qui apparaît comme le stimulant favori des patients souffrant de trouble affectif saisonnier. Quand on y regarde de près, les liens entre saisonnalité et/ou TAS et consommation de tabac sont bien réels.

Marianne, gérante d'une boutique de prêt-à-porter :

> « *Cela fait des années que je désire arrêter de fumer définitivement. J'ai déjà essayé et je suis même parvenue à ne pas fumer durant trois mois. C'était après les vacances de juillet. Mais dès le mois d'octobre, je n'ai pas pu m'empêcher de reprendre. Mes pires expériences ? Toujours en hiver. Là, je ne tiens pas plus de quinze jours.* »

Et pourtant... les tabacologues, ces spécialistes qui aident les personnes dépendantes à arrêter de fumer, estiment que la plupart des résolutions d'interruption de consommation se font aux différentes « rentrées » : rentrée de septembre ou nouvel an. Culturellement, c'est durant ces périodes que les résolutions sont les plus fortes. Il s'agit d'un nouveau départ. Par ailleurs, arrêter de fumer suppose pour de nombreux candidats une prise de poids non négligeable. Pour garder une silhouette convenable sur la plage, il y a donc tout intérêt à effectuer son sevrage à distance de l'été. Avis aux intéressés : le sevrage serait tout de même plus facile au printemps.

## Ce qui n'est pas une dépression saisonnière

Toutes les affections psychiatriques peuvent connaître une exacerbation en hiver, ce ne sont pas pour autant des dépressions saisonnières.

Certains patients souffrant de dépression récurrente (non saisonnière) sont très sensibles aux variations de luminosité et sombrent plus qu'à l'accoutumée en hiver.

Les troubles de l'anxiété, et plus particulièrement les attaques de panique, sont plus fréquents en hiver. Les demandes de consultation pour anxiété généralisée sont également plus nombreuses en hiver.

## La bipolarité

Dès ses premières descriptions, Norman Rosenthal notait que les patients souffrant d'un trouble affectif saisonnier connaissaient souvent au printemps, lors de leur récupération, des moments d'excitation, parfois même d'euphorie. Chez certains d'entre eux, il notait en été des comportements laissant supposer un état pathologique appelé par les psychiatres hypomaniaque, caractérisé par une réduction du sommeil, une augmentation des activités et de plus grandes facilités intellectuelles. Dans ce contexte, peut-on faire un lien entre les troubles affectifs saisonniers et les troubles bipolaires ?

Le trouble bipolaire est une affection qui touche, selon les estimations, entre 2 % et 4 % de la population des pays occidentaux. Environ 1 % souffre d'un trouble bipolaire franc (c'est ce que l'on appelait jadis la « psychose maniaco-dépressive bipolaire ») et jusqu'à 4 % de la population souffrent d'alternance de périodes de dépression et d'accès hypomaniaques. Les périodes de dépression durent le plus souvent plusieurs mois, mais les accès hypomaniaques se limitent à quelques semaines, parfois quelques jours. Au cours de ces accès, les patients ont le sentiment que leur esprit fonctionne plus vite, qu'ils sont plus intelligents. Ils peuvent rester éveillés bien plus de temps (le sommeil est considérablement réduit), ils s'agitent, agressent leur entourage, le font rire par leur discours un peu dispersé.

Certains patients bipolaires en phase dépressive attendent avec impatience le retour de l'état maniaque. On les comprend, mais c'est un leurre. Les états d'agitation épuisent d'une certaine façon le système nerveux central et prédisposent à une rechute dépressive.

Ellen Christensen[1], avec ses collègues de l'université d'Hillerod au Danemark, a pu suivre pendant deux à trois ans 46 patients souffrant de trouble bipolaire. Il en ressort que les bipolaires, comme le reste de la population générale, connaissent des baisses d'humeur en hiver, qu'ils ont comme tout le monde tendance à manger plus et à se retirer de la vie sociale. Mais leurs épisodes, aussi bien maniaques que dépressifs, ne sont pas plus fréquents en hiver qu'en été. Il existe donc une réelle distinction entre trouble affectif saisonnier et trouble bipolaire. La distinction est essentielle car les prises en charge sont radicalement différentes. Les bipolaires vont grandement bénéficier des thymorégulateurs, ces médicaments qui préviennent les récurrences aussi bien de dépression que d'accès maniaque. Les TAS n'en tireront pas parti et retrouveront leur état antérieur avec la photothérapie.

## Toutes les dépressions récurrentes ne sont pas des TAS

L'apparition relativement récente de critères diagnostiques rigoureux en psychiatrie a permis de tordre le cou à de nombreuses idées reçues. Au décours des années 1960, il était fréquent d'entendre dire que les épisodes dépressifs étaient le plus souvent uniques. De quoi encourager de nombreux patients, mais le développement de l'épidémiologie (la quantification systématique des maladies) a contredit cette prédiction. Dans une série d'études récentes, on a pu montrer que le risque de rechute dans les trois ans

1. Christensen *et al.* : « The stability of the Seasonal Pattern Assessment Questionnaire score index over time and the validity compared to classification according DSM-III-R », *J Affective Disorders*. 2003 ; 74 : 167-72.

suivant un premier épisode dépressif était d'environ 30 %. Mais après trois épisodes de dépression, le risque de rechute dans les trois ans monte à 80 %. Ce risque est particulièrement net lorsque le premier épisode n'a été que partiellement guéri. Lorsque les patients retrouvent intégralement leur état antérieur à l'épisode dépressif, le risque est assez faible (moins de 25 % à cinq ans). Il monte à plus de 70 % lorsque la rémission n'a été que partielle.

On peut donc dire que la récurrence d'épisodes dépressifs est fréquente dès lors que l'individu entre dans la maladie dépressive.

Certains points peuvent nous permettre de distinguer les dépressions récurrentes des troubles affectifs saisonniers. La récurrence ne coïncide que rarement avec le début de l'hiver et la guérison n'est pas spontanée au printemps. Dans ces dépressions récurrentes, la tristesse et l'angoisse sont souvent au premier plan, ce qui n'est pas le cas dans les TAS où la fatigue et le ralentissement de l'activité intellectuelle dominent. La culpabilité ou le sentiment de responsabilité sont rarement observés dans le TAS. Si nous y rencontrons parfois une augmentation de l'appétit avec gain de poids et un allongement de la durée du sommeil dans les dépressions récurrentes, ces signes cliniques en côtoient d'autres, comme les idées ou les projets de suicide ; un acte finalement assez rare dans le TAS.

Pour s'en convaincre, nous pouvons regarder les statistiques globales de mortalité par suicide dans les pays du Nord, fortement marqués par les troubles affectifs saisonniers. En Finlande, le suicide des hommes se produit avant tout entre avril et juillet et celui des femmes en mai et en octobre[1]. Des chiffres qui mettent en évidence l'originalité du TAS au sein de l'ensemble des états dépressifs.

---

1. Hakko H., Räsänen P., Tiihonen J. : « Seasonal variation in suicide occurrence in Finland », *Acta Psychiatr Scand.* 1998 Aug ; 98 (2) : 92-7.

## Un rappel : ce que les psychiatres nomment « épisode dépressif caractérisé » (la « dépression » au sens commun)

Nous pouvons avoir parfois l'impression que le diagnostic « dépression » correspond à un fourre-tout de la psychiatrie contemporaine. Les critères diagnostiques sont pourtant assez précis et s'articulent autour de deux grands thèmes : la douleur morale et le ralentissement psychomoteur ; ces dimensions s'inscrivent dans le cadre d'un changement de comportement et de fonctionnement habituel du sujet.

### Les maîtres symptômes

Le ralentissement psychique et moteur domine souvent la symptomatologie.

Le ralentissement physique s'exprime avant tout par de la fatigue : « Je suis épuisé(e). Moi qui étais toujours en pleine forme le matin, je me traîne jusqu'au soir. »

Au cours d'un épisode dépressif, le corps souffre. Les gestes deviennent plus lents, les rythmes sont perturbés. Les lève-tôt deviennent incapables de bouger avant le milieu de la journée. Le sommeil est perturbé : les déprimés dorment trop ou pas assez. Certains patients somnolent tout au long de la journée quand d'autres sont incapables de tenir en place, développant une agitation stérile, improductive.

Le ralentissement psychique se traduit par des difficultés d'idéation. Il devient plus difficile de se concentrer. La pensée semble se diluer et un rien peut la distraire. La construction logique devient difficile : « Je ne pense à rien et dès que je veux me mettre à réfléchir, je dois faire des efforts énormes. » Les patients se plaignent avant tout de leur mémoire : « Je perds la mémoire et je perds la boule. La preuve : Je pose un objet quelque part et je suis incapable de le retrouver cinq minutes après. » Lire, se concentrer plus de quelques minutes peut devenir une véritable épreuve. En réalité, les déprimés ne perdent pas la mémoire (ce qui a été gravé dans le cerveau ne s'efface pas) mais, comme l'attention est perturbée, les capacités d'enregistrement immédiat sont réduites.

La douleur morale s'incarne dans l'humeur triste. Un état dépressif entraîne un style de pensée pessimiste. Ce n'est pas que la vie soit devenue soudainement plus triste, mais la personne dépressive sélectionne des événements tristes ou interprète faussement des événements de la vie quotidienne.

« Je suis un mauvais, je l'ai toujours été, et je ne vois ni comment ni pourquoi les choses changeraient. » Les patients acquièrent une image négative d'eux-mêmes. Le trouble leur fait reconsidérer leurs actions passées et ils ont du mal à y trouver une quelconque valeur. Comme la dépression n'est pas toujours une affection qui se voit, certains déprimés se considèrent comme des imposteurs. Ils continuent à donner le change mais le vivent avec une grande culpabilité. « Je connais les ficelles de mon métier. Je peux donc faire illusion dans mon équipe de travail. Mais je sais que je suis nul, bon à rien. Un jour ou l'autre, ça va se savoir. Je vais être démasqué, mis à la porte et je serai la risée de tous. »

« J'ai envie de ne voir personne. » Les relations avec les autres sont vues de façon négative : au cours d'un épisode dépressif, on a l'impression de ne rien apporter à ces derniers et qu'ils ne peuvent rien pour soi. Cette attitude se produit aussi avec les proches.

Le pessimisme envahit l'image de l'avenir. Au pire, la fin de l'existence est envisagée.

« Je n'ai goût à rien. Moi qui aimais tant le foot, je n'allume plus la télé. Je n'ai plus envie de rien. » La perte de l'envie et du plaisir est envahissante et les patients peuvent se sentir comme anesthésiés sur le plan émotionnel.

Il s'ajoute le plus souvent d'autres symptômes. Une anxiété tenace, dominant plutôt le matin, est fréquente, l'appétit est réduit ou augmenté, des douleurs non spécifiques (dorsalgies, céphalées, lombalgies, douleurs articulaires ou musculaires, colopathies, etc.) complètent cette riche sémiologie.

### Les maladies somatiques

Parmi les maladies qui peuvent mimer une dépression, la plus fréquente et la plus classique est certainement l'hypothyroïdie. La thyroïde est une glande située à la base du cou. Sous l'influence de l'hypophyse, elle sécrète les hormones thyroïdiennes. Ces hormones jouent un rôle important dans la régulation de notre métabolisme de base (l'énergie que nous consommons sans rien faire), de notre poids et de notre appétit, de notre transit, de notre température corporelle, de l'état de notre peau, de nos ongles ou de notre pilosité ou encore du système cardio-vasculaire. Ainsi, une baisse de sécrétion de ces hormones aura des conséquences considérables sur notre équilibre : prise de poids, hypothermie, troubles cardiaques, fatigue, tristesse. On comprend que désormais la prise en charge d'un état dépressif commence par un bilan sanguin.

Toutes les maladies virales, et plus particulièrement les mononucléoses, peuvent mimer les symptômes du TAS. Ces infections passent inaperçues en l'absence de fièvre. Elles peuvent ne se signaler qu'au travers d'une écrasante fatigue, point de départ d'un repli sur soi. Le tableau devient une source d'errements et de retard du diagnostic.

## L'IMPACT PSYCHOSOCIAL DES TAS

Nous avons vu plus haut le risque de tomber dans l'alcoolisme ou la toxicomanie. Il guette tout patient dépressif et plus particulièrement tout patient souffrant de TAS. Ce n'est qu'un exemple parmi d'autres, car le risque de présenter un autre trouble psychiatrique est augmenté chez les patients souffrant d'un TAS.

Carole, 32 ans, cadre dans une entreprise agro-alimentaire, raconte :

> « *La première fois que je suis allée consulter un psychiatre, c'était peu après une grosse rupture sentimentale. C'était en décembre et je me sentais mal depuis plusieurs semaines. Maintenant que je me connais mieux, j'ai revisité mon histoire. Je crois que j'allais mal avant cette rupture et c'est peut-être une des raisons qui m'ont éloignée de mon ami d'alors. Toujours est-il que mon médecin m'a prescrit des antidépresseurs, mais je ne suis vraiment sortie de ma torpeur que plusieurs mois plus tard. L'année suivante, alors que j'avais refait ma vie avec un autre homme, les mêmes troubles ont repris. Mais, en plus, je me sentais particulièrement anxieuse. J'évitais les endroits fermés, j'avais peur de prendre l'avion, alors qu'avant j'adorais les voyages. Mon médecin m'a dit que je souffrais d'agoraphobie*[1]. *Avec une pointe d'humour, elle ajoute : maintenant, je me retrouve avec un mal-être tous les hivers et je ne peux même plus partir au soleil à cause de ma terreur de me retrouver en avion !* »

Comme pour Carole, le risque de souffrir d'un trouble de l'anxiété est plus important chez les patients déprimés, et nous retrouvons cette caractéristique chez les patients saisonniers. Alors que l'agoraphobie n'est présente que chez 2 ou 3 % de la population, sa fréquence

1. L'agoraphobie est une affection où les patients craignent de ne pouvoir s'échapper du lieu dans lequel ils se trouvent. Ils évitent aussi bien les espaces ouverts (comme les places, les autoroutes) que les espaces fermés (le métro, les ascenseurs, les salles de spectacle).

peut monter jusqu'à 25 % chez les sujets souffrant de TAS[1].

Quand on souffre de saisonnalité, les obstacles peuvent se multiplier. Les troubles du comportement alimentaire, surtout les boulimies, peuvent s'autonomiser, c'est-à-dire évoluer en dehors des périodes d'hiver. Les crises se déclenchent pour des facteurs de stress minimes, voire sans facteurs de stress, aboutissant à une obésité. Il en va de même pour les troubles du sommeil. La récupération qui était de règle au printemps peut tarder, ou ne pas venir du tout. On ne sera donc pas surpris de voir les patients s'absenter plus souvent de leur travail, connaître une évolution professionnelle en deçà de leurs attentes et divorcer plus souvent que le reste de la population.

En consultation, le doute est un thème souvent abordé. Les patients posent la question de savoir comment poursuivre leur évolution alors qu'ils ne savent pas de quoi demain (ou l'hiver prochain) sera fait. Après plusieurs années sans traitement, les patients se retrouvent coupés d'une partie de leurs amis, avec au mieux un conjoint qui les comprend mais qui a tendance à faire sa vie de son côté ; et si travail il y a, c'est un travail qui ne correspond pas aux attentes. Aigreurs et frustrations s'accumulent et peuvent déboucher sur un état dépressif qui n'aura plus rien de saisonnier.

De nombreux médecins de famille témoignent que leur consultation est nettement plus remplie en automne que durant le reste de l'année. La première explication (et certainement la moins contestable) est que cette saison correspond à une plus grande fragilité de nos réponses

---

1. Halle M.T., Dilsaver S.C. : « Comorbid panic disorder in patients with winter depression », *Am J Psychiatry*. 1993 Jul ; 150 (7) : 1108-10.

immunitaires et à l'arrivée des grandes épidémies virales, dont la grippe est la plus médiatisée. Nous pouvons désormais ajouter à ce surcroît de travail une plus grande prévalence de dépressions saisonnières. Ce trouble entraîne un plus grand nombre de consultations pour traiter la maladie elle-même, tandis que les patients souffrant de TAS présentent plus souvent que les autres des désordres somatiques.

Plusieurs enquêtes ont révélé que le TAS était à l'origine d'un plus grand nombre de prescriptions d'examens complémentaires (examens biologiques, imageries médicales comme les radiographies ou le scanner, les électrocardiographies, etc.) et de prescriptions médicamenteuses[1]. Les raisons de cette surconsommation médicale restent l'objet de spéculations. L'état dépressif rend l'individu plus sensible aux signaux que son corps lui renvoie. Les douleurs sont un exemple souvent cité puisque les patients déprimés les perçoivent plus facilement que les autres et les supportent moins bien. Mais il n'y a pas que cela. La dépression fragilise les défenses immunitaires (d'où une fréquence accrue de maladies infectieuses), réduit l'attention ou la vigilance (augmentant le risque d'accidents) ou encore favorise l'apparition de maladies cardio-vasculaires.

## Témoignages de patients

### Julia, une sportive épuisée

Julia est une très active enseignante en éducation physique et sportive de 34 ans. Sa première consultation eut lieu vers

1. Eagles J.M., Howie F.L., Cameron I.M., Wileman S.M., Andrew J.E., Robertson C., Naji S.A. : « Use of health care services in seasonal affective disorder », *Br J Psychiatry*. 2002 ; 180 : 449-54.

la fin du mois de février. Au cours de ces dernières années, sa vie n'avait pas été facile. Il y eut d'abord le décès de sa mère, survenu cinq ans auparavant, puis le départ de son compagnon pour les États-Unis, qui évolua rapidement vers la rupture de leur relation sentimentale. Puis ce fut une mutation dans un lycée de la proche banlieue parisienne où la discipline fut difficile à faire respecter aux élèves.

Julia était régulièrement suivie par son médecin généraliste : une sportive souffre de temps en temps de douleurs musculaires ou ostéo-articulaires. Mais au cours de ces dernières années, ces douleurs avaient perdu leurs caractères précis et son médecin avait évoqué des passages dépressifs. Pour Julia, il était difficile de se faire à l'idée qu'elle était peut-être dépressive, tout simplement parce qu'elle ne se sentait pas triste. Elle mettait sa fatigue sur le compte de son travail et de toutes les situations qu'il avait fallu surmonter. Sa mère était décédée en août, son compagnon avait rejoint les États-Unis en octobre, sans oublier le stress de la rentrée scolaire en septembre. Se sentir fatiguée et anxieuse au milieu de l'automne et en hiver lui avait donc semblé une conséquence logique de la nécessité de s'adapter à ces différents événements.

Les deux derniers hivers avaient été bien plus difficiles, et surtout le tout dernier, alors que les facteurs de stress n'avaient pas changé. À partir du mois de novembre, se lever le matin était devenu un véritable calvaire. Julia, qui est naturellement « du matin », avait l'impression de ne plus être elle-même que le soir. La journée devenait un long et pénible effort pour se tenir en alerte. Elle avait progressivement interrompu sa pratique du jogging matinal pour prolonger encore un peu sa nuit, espérant retrouver sa forme physique de toujours. Espoir perdu : prolonger son temps de sommeil ne faisait que reculer l'apparition de cette sensation de torpeur écrasante.

Se concentrer sur son cours devenait une tâche bien difficile. Elle arrivait encore à organiser les matchs de football entre ses élèves, elle parvenait à chronométrer les courses d'athlétisme et même parfois à montrer comment monter à la corde, mais Julia avait l'impression de traverser sa journée comme dans du coton. Pour maintenir son énergie, elle avait considérablement augmenté sa consommation alimentaire, en particulier de sucre. Fière de sa taille 36 lors de l'été, elle était passée au 38 puis au 40, avec une prise de poids de 4 à 6 kilos. Alors que la diététique avait été son cheval de bataille au cours de ses études, il lui arrivait de traverser des crises de boulimie. Au cours de l'hiver, Julia pouvait ingurgiter en dix minutes trois tartines au Nutella, un paquet entier de biscuits chocolatés et deux hamburgers !

Assez naturellement, elle avait délaissé les invitations à dîner de ses amis, qui, au fur et à mesure, devenaient moins présents. Elle entretenait avec sa solitude sentimentale des rapports ambigus : elle en souffrait et elle la recherchait. Julia ne s'était toujours pas remise de sa rupture avec Jérôme et elle avait parfois l'illusion de le voir au loin dans les allées du supermarché. Son cœur battait la chamade jusqu'au moment où l'individu se retournait ; l'illusion récurrente s'effondrait. Mais Julia recherchait également cette solitude, fuyant toutes les propositions masculines. Progressivement, elle s'était mise à distance de toutes ses relations amicales.

Julia avait l'impression de ne plus ressentir grand-chose. Très engagée dans le football féminin au cours de son adolescence (elle avait même hésité à tenter sa chance comme professionnelle), elle n'allait plus aux entraînements, délaissait les matchs à la télévision et ne répondait même plus aux e-mails de ses amis partis s'installer à l'étranger.

Julia présentait donc une bonne partie des caractéristiques d'un trouble affectif saisonnier. Nous étions à un mois du printemps et ce n'était plus le moment d'entreprendre un traitement spécifique. Il fallait la rassurer, donner quelques conseils d'hygiène de vie et l'accompagner. Au cours des mois qui suivirent, l'humeur de Julia s'améliora régulièrement. Sa fatigue diminua et elle put à nouveau assurer ses cours. Elle parvint à maîtriser son appétit et réussit à perdre une partie des kilos pris en hiver. Elle décida de renouer le contact avec plusieurs amis et développa à nouveau une vie sociale. Malgré tout, le passage dépressif laissa des traces. Julia envisageait avec une certaine anxiété les rencontres sentimentales, et les quelques flirts du printemps et de l'été suivants ne durèrent que quelques jours.

Julia retrouva du plaisir dans l'action, et le désir d'entreprendre des choses nouvelles revint. Elle organisa pour son collège un déplacement en province dans le cadre d'une rencontre sportive amicale. Elle fut même élue représentante syndicale au mois de juin. Mais ici encore, ce plaisir était teinté d'amertume. Les choses n'avaient plus tout à fait le même goût qu'avant.

Il y a tout de même une belle fin à cette histoire. La stratégie thérapeutique fut d'entreprendre simultanément un traitement centré sur le trouble affectif saisonnier et une psychothérapie destinée à intégrer cette nouvelle donne dans sa personnalité. Deux ans plus tard, Julia va bien, elle est mariée et attend un enfant. Happy end !

### Michel, un journaliste en manque d'inspiration

C'est sur l'insistance de sa femme que Michel se décide à venir consulter. À la suite d'une énième dispute, il lui a révélé que, depuis trois semaines, il ne parvient plus à rédiger ses articles et fait du « copier-coller ». En d'autres termes, il reprend des articles publiés quatre ou cinq ans auparavant, modifie les dates et quelques détails avant de les présenter à son rédacteur en chef. Jusqu'à présent, ce dernier n'a pas manifesté de doutes sur la qualité des « papiers », mais il apparaît évident que Michel ne peut plus continuer comme cela.

Nous sommes alors en décembre et Michel signale qu'il ne peut plus se concentrer depuis la fin du mois d'octobre. L'angoisse de la page blanche est devenue telle qu'il a eu recours à ce stratagème dont lui avait parlé un collègue quelques années auparavant.

Michel est âgé de 36 ans. Il évoque avant tout sa fatigue physique. Il se sent épuisé du matin au soir, somnole de plus en plus durant la journée, fait des siestes qui n'aboutissent qu'à augmenter sa léthargie. Sa mémoire et sa concentration ont suivi le même chemin. Michel pouvait se vanter l'été dernier de réciter des poèmes entiers de Jacques Prévert, son auteur préféré. Aujourd'hui, c'est tout juste s'il parvient à retenir des rendez-vous de rédaction.

Cette incapacité à produire, cause d'une anxiété intense, lui fait craindre de sombrer dans l'alcoolisme. Michel présente en effet une histoire familiale assez fortement marquée par l'addiction. Sa grand-mère maternelle était alcoolique et son oncle maternel a déjà fait plusieurs cures de désintoxication. Dans le passé, certains soirs, Michel s'est senti très attiré par le whisky.

Un interrogatoire minutieux nous apprend que, depuis environ quatre ans, Michel présente de sérieuses baisses de régime dès le mois de novembre et retrouve une grande partie de ses forces à partir de la mi-avril. Il peut dater assez précisément le début des cycles : son journal a déménagé quatre ans plus tôt et Michel s'est vu contraint de travailler dans un *open space* : un endroit bien désagréable, sous les néons, avec finalement peu de lumière.

À y regarder de plus près, Michel présente une réelle altération de ses rythmes veille-sommeil. En été, lors de ses vacances, lorsqu'il est en « roue libre », Michel se couche vers minuit et se lève vers 8 heures du matin. Il traîne un peu mais reste actif toute la journée, sans faire de sieste. Au cours des quinze derniers jours, Michel est allé se coucher vers 21 h 30 pour s'effondrer dans son lit et ne plus en émerger avant 9 heures le lendemain matin. Il somnole et s'isole comme il le peut vers 14 heures pour faire une sieste (la salle de réunion est souvent libre à cette heure-là). Un bilan sanguin pratiqué la semaine précédente a écarté tout désordre thyroïdien et toute infection virale.

Ce n'est pas la première fois que Michel consulte un psychiatre ou un psychologue. La première rencontre eut lieu lors de sa première année en faculté de lettres. Il n'était pas sûr de savoir ce qu'il désirait faire de sa vie et sa famille l'avait poussé à voir un psychologue. Après une série limitée de consultations, Michel avait abandonné : il ne se sentait pas motivé, le travail de réflexion au cours des entretiens était limité et, en fin de compte, les séances n'étaient pas productives. Michel était retourné voir un autre psychologue quelques années plus tard, peu avant son mariage. De nouveau, le doute et l'indécision dominaient. Il ne savait pas s'il faisait le bon choix, s'il ne devait pas attendre encore un peu, profiter de la vie estudiantine. Cette deuxième tentative de thérapie ne dura pas plus longtemps que la première : après la cinquième séance, son thérapeute lui dit que son investissement dans le travail psychothérapeutique était insuffisant pour qu'un changement puisse se produire. Assez dépité, Michel arrêta les entretiens, mais se maria quelques semaines plus tard... La troisième série d'entretiens se produisit alors que Michel, déjà marié et père d'une petite fille, se vit offrir la proposition d'entrer dans un grand quotidien national. Il ne savait pas s'il serait à la hauteur et les hésitations avaient repris. À nouveau, la série d'entretiens s'interrompit après quelques semaines.

Fait troublant, chacune de ses tentatives pour résoudre un problème qui semblait crucial s'était produite au milieu de l'automne. C'est durant cette période que Michel souffrait le plus de cette difficulté à rassembler ses idées pour en faire un tout cohérent. Il pensait que travailler au plus profond de lui-même lui permettrait de se comprendre et d'aller enfin de l'avant. Mais, chaque fois, il avait eu le sentiment de ne pas avoir les moyens de raisonner. Ce manque d'énergie avait été interprété par les différents praticiens comme un manque de motivation ou une trop grande ambivalence dans son désir de changement.

Plus étonnant encore était son changement de personnalité. Comme le constatait son épouse venue témoigner au cours d'une consultation, le comportement de Michel était marqué par le doute, l'anxiété et la dépression durant la saison froide mais, dès que le printemps arrivait, il retrouvait son dynamisme et son désir d'agir. En hiver, les psychiatres auraient pu porter sur Michel un diagnostic de trouble de la personnalité, alors que son comportement revenait à une certaine normalité en été. Phénomène troublant parce que, habituellement, les troubles de la personnalité sont stables tout au long de l'année.

Ainsi, seule une observation minutieuse et continue dans le temps du comportement de Michel pouvait permettre de diagnostiquer un trouble affectif saisonnier alors qu'un examen rapide laissait courir le risque de porter un diagnostic de trouble de la personnalité. Ce dernier oriente le plus souvent vers une psychothérapie (vers une psychanalyse en France le plus souvent mais aussi parfois vers une thérapie comportementale et cognitive) alors que le diagnostic de trouble affectif saisonnier oriente vers la photothérapie. La réussite de cette dernière allait changer la vie de Michel.

## D'OÙ VIENNENT LES DÉPRESSIONS SAISONNIÈRES ?

Le trouble affectif saisonnier se situe dans un continuum allant d'une absence complète de variations de l'humeur à la belle saison jusqu'à une accentuation dépressive intense durant l'hiver. Cette observation a été réalisée dans tous les pays, sous toutes les latitudes (avec des différences importantes). La question est donc de savoir si les humains sont génétiquement programmés pour un tel phénomène et, si oui, quelle en est la raison.

### UNE PERSPECTIVE ÉVOLUTIONNISTE

Une partie importante des comportements que nous observons chez les humains aujourd'hui est le fruit d'une sélection. Au fil des siècles et des millénaires, certaines conduites ont été renforcées et d'autres ont progressivement disparu. Cette observation a donné lieu à l'élaboration de nombreuses théories de l'évolution dont la plus célèbre est celle de Charles Darwin, aujourd'hui actualisée dans le cadre de la perspective évolutionniste (ce courant de pensée s'appelle la « psychologie évolutionniste »). Cette dernière suppose qu'un comportement ou un ensemble de conduites s'expliquent par leurs nécessités. Prenons quelques exemples. À l'aube des temps, les individus qui n'avaient peur de rien étaient dévorés par les bêtes sauvages. N'ont survécu que ceux qui présentaient une certaine anxiété. Voici pourquoi, même si les dangers ne sont plus les mêmes, le comportement anxieux est encore bien présent dans notre vie quotidienne. Un autre exemple d'un comportement sélectionné par l'évolution et qui nous pose problème aujourd'hui : le goût du sucré. Le sucre possède des propriétés énergétiques indéniables. Il permet à l'individu de se doter de forces pour lutter contre un environnement hostile et se défendre contre ses ennemis. Voilà plusieurs milliers d'années, le sucre était une denrée rare. Seuls ceux qui en trouvaient pouvaient survivre. Le goût pour le sucre incitait donc l'individu à en rechercher et on peut dire que cette appétence pour le sucré était positive dans le sens où elle poussait nos ancêtres à s'en procurer. Nous sommes les héritiers de ces aïeux amateurs de sucre mais, aujourd'hui, il se trouve partout et notre goût pour le sucré peut avoir des conséquences pathologiques comme le développement d'un diabète ou d'une obésité.

Le trouble affectif saisonnier ne semble être que l'exagération de la saisonnalité que nous connaissons presque tous. C'est sa version pathologique. De même que les troubles de l'anxiété sont la forme pathologique de l'anxiété normale (qui, elle, est utile pour anticiper les événements de notre vie et nous préparer à les affronter). Une hypothèse très en vogue aujourd'hui postule que la saisonnalité, et donc le trouble affectif saisonnier, est le fruit de l'évolution de l'humanité. Si tel est le cas, le TAS s'intègre dans une fonction de préservation de l'espèce. Nous vous présentons ici une revue des arguments en faveur de cette thèse.

Chacun l'aura remarqué autour de soi : les troubles affectifs sont plus fréquents chez les femmes. Globalement, les troubles de l'anxiété (phobies, attaques de panique, anxiété sociale, anxiété généralisée, etc.) et les états dépressifs se retrouvent deux fois plus souvent chez les femmes que chez les hommes. Lorsque que l'on observe l'épidémiologie du trouble affectif saisonnier (la fréquence du trouble au sein de la population générale), on s'aperçoit que ce rapport d'un homme pour deux femmes passe à un homme pour quatre femmes. Cette surreprésentation féminine nous oriente naturellement vers la procréation, d'autant que, dans la plupart des cas, le TAS trouve son point de départ chez des femmes jeunes, en âge de procréer.

Au sens évolutionniste, cette saisonnalité marquée chez les femmes doit avoir une nécessité, elle doit « servir » le destin de notre communauté. Logiquement, les chercheurs en sont venus à penser que la saisonnalité des humains n'avait pour seul objectif que de faciliter la reproduction, afin de perpétuer l'espèce. Nous verrons plus loin pourquoi la saisonnalité est un atout pour les femmes. Mais la perspective évolutionniste explique également pourquoi les hommes sont sous-représentés : aux temps premiers de l'humanité, les hommes étaient avant tout des chasseurs. L'évolution a sélectionné ceux qui offraient le meilleur rendement : les individus les moins fatigués, les moins consommateurs d'énergie, les plus agiles ou encore ceux qui avaient les plus grandes capacités de s'organiser avec leurs congénères pour piéger un gibier. Chez les hommes n'ont donc survécu que ceux qui étaient capables, tout au long de l'année, de ramener la nourriture et les équipements nécessaires à la survie. Ceux qui connaissaient une baisse de régime en hiver, qui s'écartaient du groupe, qui mangeaient sans participer à l'effort général ont vraisemblablement connu un déclin inéluctable. Selon cette approche finaliste, on trouve donc logiquement moins de saisonnalité chez les hommes.

## Pourquoi la saisonnalité ?

Si le trouble affectif saisonnier est une cause majeure de handicap, la saisonnalité semble être au contraire une fonction nécessaire à la bonne marche de l'humanité. Une fois de plus, c'est la caricature d'un comportement qui aboutit à la pathologie.

D'un côté, la saisonnalité optimise les chances de grossesses sans problème, de l'autre la naissance au printemps donne des individus mieux armés pour s'adapter à l'adversité et dont l'espérance de vie sera allongée.

Les dates de naissance de nos proches aïeux dans plusieurs pays occidentaux, au XIXe siècle, alors que la médecine et l'hygiène de vie étaient encore relativement absentes, nous offrent de précieux renseignements. Nous pouvons y observer un pic des naissances vers la fin de l'hiver et au début du printemps (fin février, mars) ainsi qu'un autre plus modeste et plus court vers le mois de septembre, avec un plateau en été. Nous constatons également que ce pic de fin d'hiver est d'autant plus important que nous nous dirigeons vers les pays du Nord : la variation est présente mais faible dans les états du sud des États-Unis et elle est forte au Canada. Il est assez aisé de comprendre le pic de septembre : il se situe exactement neuf mois après les fêtes de fin d'année, période de plus grande disponibilité des couples.

C'est l'autre pic qui nous intéresse davantage : celui de fin d'hiver se situe neuf mois après la période chaude, celle où les possibilités de reproduction sont optimisées.

Chez les hommes, la spermatogenèse est faiblement affectée par l'alimentation ou le climat. Au contraire, l'ovulation des femmes est très sensible aux variations de la température et de la nourriture.

L'évolution a sélectionné des femmes capables d'économiser leur énergie durant les mois d'hiver ; le fait de dormir plus longtemps, de manger en plus grande quantité des aliments riches en énergie n'aurait dans cette perspective qu'une seule ambition : optimiser les chances de réussite de la grossesse.

Une naissance au printemps donnerait des enfants en meilleure santé. Dans les temps plus reculés, on pouvait relier la mortalité infantile au gain de poids de l'enfant au cours de sa première année. Comme le printemps favorise la quête de nourriture, les enfants nés durant cette période avaient plus de chances que les autres d'atteindre la maturité. Aujourd'hui, cet avantage disparaît mais il en existe d'autres, comme l'âge de la ménopause. L'âge plus tardif de la ménopause semble lui aussi pouvoir être relié au gain de poids durant la première année de vie. Les filles mal nourries durant leur première année connaîtront une ménopause plus précoce. Ici encore, le destin de l'humanité joue un rôle majeur dans la sélection de nos comportements.

## Une vulnérabilité génétique

Les hommes naissent égaux en droits, mais pas face à la maladie. Au cours de la dernière décennie, nos connaissances sur la transmission héréditaire des pathologies en général et sur celle des troubles psychiatriques en particulier ont littéralement explosé. La génétique est cette science de l'hérédité. La fabrication de chacun de nos tissus et de nos organes est liée à un programme (un gène) et ce programme est contenu dans le noyau de chacune de nos cellules. Les chromosomes qui forment ce noyau sont le support des gènes. Chacun de ces gènes peut prendre plusieurs formes, ce sont les allèles. Pour ne prendre que l'exemple le moins contestable, nous savons désormais que les personnes porteuses des allèles courts du gène codant pour le transporteur de la sérotonine sont beaucoup plus réactives au stress et développent plus facilement que les autres un état dépressif caractérisé.

Mais tout n'est pas génétique. Une partie importante de nos conduites et de notre caractère provient de notre environnement et des interactions que nous avons connues au cours de notre histoire. La psychanalyse a montré le rôle crucial de nos rapports avec nos proches, et en particulier avec nos parents, dans la construction de notre personnalité. Entre l'inné et l'acquis, la discussion sur l'origine de notre tempérament a encore de beaux jours devant elle.

De son côté, la saisonnalité et le trouble affectif saisonnier semblent avoir une origine génétique.

Il est très fréquent d'entendre les patients dire qu'ils avaient déjà remarqué des variations saisonnières chez l'un de leurs parents (presque toujours la mère). Il existe donc un lien génétique entre saisonnalité et trouble affectif saisonnier.

Mais il existe également un lien génétique dans la transmission du TAS lui-même. Si vous présentez vous-même un TAS, vous avez plus de (mal)chances de le transmettre à vos enfants. Les enquêtes menées en population générale montrent que les enfants nés d'un patient souffrant d'un TAS possèdent entre deux et cinq fois plus de risques de présenter eux-mêmes un TAS que les autres personnes.

### Le cas des jumeaux

Les études de jumeaux sont toujours d'un grand intérêt pour observer l'héritabilité d'un comportement. Les jumeaux dizygotes sont issus de deux œufs différents et sont donc aussi dissemblables que deux frères ou sœurs nés à des périodes différentes. En revanche, les jumeaux monozygotes sont issus du même œuf et possèdent un matériel génétique presque identique. Une équipe de recherche australienne a observé précisément la durée de sommeil, les relations sociales, l'humeur, le poids, l'énergie et l'appétit chez 4 639 jumeaux adultes. Il en ressort que les jumeaux monozygotes présentent deux fois plus de similitudes dans ces comportements que les dizygotes. Si ces traits et ces comportements étaient totalement sous contrôle génétique, la ressemblance serait totale, ce qui n'est pas le cas. Tout n'est donc pas génétique, mais l'influence est bien présente[1].

Quel est le support de cette vulnérabilité à présenter une saisonnalité exacerbée ? Les émotions sont avant tout régulées dans le système nerveux central par trois neuromédiateurs (un neuromédiateur est une molécule chargée de la communication entre deux neurones) : la sérotonine, la noradrénaline et la dopamine. Il faut ajouter la mélatonine, une hormone particulièrement impliquée dans la gestion de nos rythmes veille-sommeil. Pour le moment, les gènes impliquant le métabolisme de la sérotonine semblent jouer un grand rôle, sans que le gène précis ait été identifié. Le candidat actuel le plus sérieux est le gène codant pour le transporteur de la sérotonine.

1. Madden *et al.* : « Seasonal changes in mood and behavior. The role of genetic factors », *Arch Gen Psychiatry*. 1996 Jan ; 53 (1) : 47-55.

## Le rôle des hormones

On l'aura compris : les femmes sont bien plus vulnérables que les hommes au TAS. Cette vulnérabilité semble apparaître avec la puberté. Elle devient bien réelle entre 20 et 40 ans et s'estompe par la suite. Dans la population des plus de 60 ans, on dénombre autant d'hommes que de femmes souffrant de TAS, alors que les femmes sont quatre à cinq fois plus nombreuses à souffrir de cette affection que les hommes entre 20 et 30 ans. S'il existe au plan biologique des différences entre les hommes et les femmes, ce sont bien celles qui sont produites par les hormones. Les hormones sexuelles influencent le développement des caractères sexuels. Chez les hommes, il s'agit avant tout de la testostérone et, chez les femmes, les œstrogènes et la progestérone (sous l'influence de la FSH et de la LH) rythment le cycle et la féminité. Or ces hormones sont présentes dans le cerveau. Bien que ces recherches soient pour le moment balbutiantes, on a pu suggérer que la diminution d'œstradiol (l'un des œstrogènes) au niveau de l'hypothalamus, une structure cérébrale essentielle dans la régulation du stress, était associée à une plus grande envie de dormir et à un allongement du sommeil durant l'hiver[1]. Comme souvent, d'autres études nous permettront d'en savoir plus.

## Le stress, la goutte d'eau qui fait déborder le vase

Notre conception actuelle des affections de l'esprit fait largement référence au modèle « bio-psycho-social ». Le

---

1. Partonen T. « Estrogen could control photoperiodic adjustment in seasonal affective disorder », *Med Hypotheses*. 1995 Jul ; 45 (1) : 35-6.

candidat ou la candidate au trouble psychiatrique possède une vulnérabilité génétique héritée de ses ancêtres. Cette vulnérabilité va s'étendre au fil d'expériences plus ou moins stressantes et, peu avant son expression, certains événements de la vie vont précipiter le sujet dans la maladie.

Nous sommes ainsi face à deux sortes de vulnérabilités : une vulnérabilité biologique et une vulnérabilité psychique. Ces deux vulnérabilités font le lit d'une maladie qui n'apparaîtra qu'à partir du moment où l'individu ne pourra plus faire face à certains facteurs de stress. La vulnérabilité psychique est issue des expériences traumatisantes. Ne pas avoir reçu assez de soins ou d'amour dans son enfance et ne pas avoir été renforcé dans l'estime de soi peuvent avoir autant de conséquences qu'une agression ou un accident. La vulnérabilité biologique peut elle-même être divisée en deux sous-catégories : une vulnérabilité génétique, issue de l'hérédité comme nous l'avons vu plus haut ; une vulnérabilité biologique acquise en fonction des expériences. Nous savons par exemple qu'une séparation précoce ou que des traumatismes assez tôt dans l'enfance vont entraîner des lésions dans plusieurs régions cérébrales, en particulier l'hippocampe. La destruction précoce de ces cellules hippocampiques modifie la régulation des émotions.

L'événement de vie n'a donc qu'une valeur relative. Même s'il apparaît comme la cause la plus évidente à l'observateur externe, il ne représente que le dernier maillon d'une longue chaîne.

Martine était une avocate de 36 ans lorsqu'elle est venue consulter. Elle connaissait depuis trois ans une baisse significative de son humeur en hiver et elle désirait entreprendre un traitement préventif. L'entretien nous apprit que sa mère et sa grand-mère présentaient la même saisonnalité. Pour Martine, ce fut son divorce, survenu quatre ans auparavant, qui avait initié le trouble. Avant cet événement, elle estimait ne pas avoir connu de mauvais hivers. Elle était capable d'évoquer des souvenirs heureux durant la saison froide et se souvenait avec plaisir d'avoir passé parfois une heure à regarder la neige tomber. Dans le cas de Martine, nous retrouvons une vulnérabilité génétique, avec la présence d'une forte saisonnalité familiale, et un facteur de stress précipitant (son divorce) comme déclencheur de la maladie.

Pour Henri, ce fut une promotion qui déclencha son trouble saisonnier. Âgé de 40 ans, il travaillait pour un laboratoire pharmaceutique dans la région parisienne quand ce dernier lui proposa de prendre la direction régionale des ventes dans le sud de la France. *A priori*, tout semblait aller pour le mieux. Un meilleur salaire, un environnement plus favorable. Mais Henri avait connu une histoire personnelle difficile. Ses parents avaient divorcé lorsqu'il avait trois ans et il avait été élevé par son père et une belle-mère au caractère difficile. Il n'avait pas revu sa mère avant l'âge de dix ans. Il s'était senti abandonné et sa sensibilité au rejet était encore bien présente. Il avait peu d'amis, se confiait rarement et vivait des histoires sentimentales le plus souvent très courtes. Jusque-là, Henri souffrait d'une saisonnalité limitée. Il prenait un peu de poids en hiver à cause de son goût accentué pour les aliments sucrés, sortait encore moins et voyait son humeur déjà bougonne s'assombrir encore un peu plus. Malgré un interrogatoire minutieux, nous ne parvînmes pas à mettre en évidence de TAS dans le reste de sa famille. Une nouvelle vie dans un nouveau cadre, des personnes de qui il fallait se faire accepter, avaient eu raison de ses mécanismes de défense et le TAS s'était installé.

## L'ENVIRONNEMENT : LE FROID ET LA LUMIÈRE

Les relations entre quantité de lumière et difficultés dépressives ont fait couler des flots d'encre. Arétée de Cappadoce, au Ier siècle de l'ère chrétienne, recommandait déjà aux « léthargiques » de se mettre au soleil !

Le soleil procure de la lumière et de la chaleur. Très rapidement, le manque de lumière fut mis en en avant et on oublia un peu la chaleur. Aux premiers temps de la description moderne des troubles affectifs saisonniers, tout semblait assez simple : les habitants des pays situés au nord, donc nettement moins exposés à lumière du jour en hiver, connaissaient une fréquence record de troubles saisonniers.

À Fairbanks, en Alaska (65 degrés de latitude nord), il ne fait jour que trois heures et vingt et une minutes en moyenne en hiver et vingt et une heures et quarante-neuf minutes en été. En observant 283 résidents vivant en Alaska depuis plus de trois ans en 1991, l'équipe du Dr Booker retrouvait les critères stricts de dépressions saisonnières chez 9,2 % d'entre eux, et chez 19 % on pouvait retrouver des critères assez proches sans pour autant les qualifier de vrais dépressifs (ils présentaient une subdépression saisonnière), avec un sex-ratio de trois femmes pour deux hommes. À titre de comparaison, une étude faite à Monterey (en Californie, 27 degrés de latitude nord) estimait dans le même temps le trouble à 4,3 % et la subdépression saisonnière à 13,5 %[1].

Il semblait bien exister un gradient nord-sud, mais toutes les enquêtes ne retrouvaient pas une différence aussi nette. Les habitants des pays du nord de l'Europe (mais aussi des États-Unis), plus longtemps plongés

1. Booker J., Hellekson C. : « Prevalence of seasonal affective disorder in Alaska », *Am J Psychiatry*. 1992 ; 149 : 1176-82.

dans l'obscurité hivernale, semblaient souffrir plus fréquemment que les habitants des pays du sud de l'Europe. Comme dans la plupart des troubles dépressifs, les femmes étaient plus souvent atteintes que les hommes.

Dans une enquête publiée en 1992, le Pr Anna Wirz-Justice estimait que 2,2 % de la population suisse (47 degrés de latitude nord) souffraient d'un TAS. Peu après, Magnusson et son équipe suédoise (entre 62 et 67 degrés de latitude nord) estimaient le trouble à 3,8 %. L'année suivante, les Finlandais confirmaient ce gradient en estimant, toujours avec les mêmes outils de mesure en population générale, que 7,1 % des Finlandais (entre 60 et 70 degrés de latitude nord) souffraient de TAS. Plus récemment, une équipe néerlandaise a estimé que 3 % de sa population (50 à 53 degrés de latitude nord) souffraient de TAS[1].

Comme on peut le voir au fil des enquêtes, le gradient nord-sud persiste mais s'exprime de façon moins intense. Il existe par ailleurs des populations situées au nord qui connaissent assez peu de TAS et nous avons constaté la présence de TAS au sein de populations situées au sud, proches de l'équateur.

Ainsi, les Islandais et les Canadiens d'origine islandaise connaissent très peu de troubles affectifs saisonniers, contrairement aux Canadiens d'origine européenne. Les premières études chinoises (aux normes occidentales puisque réalisées par des scientifiques formés aux États-Unis) et les enquêtes japonaises ne retrouvent pas ce gradient nord-sud. À Nagoya, au Japon, par 35 degrés de latitude nord, Norio Ozaki ne retrouve une prévalence de

1. Mersch P.P. *et al.* : « The prevalence of seasonal affective disorder in the Netherlands : a prospective and retrospective study of seasonal mood variation in the general population », *Biol Psychiatry*. 1999 ; 45 : 1013-22.

TAS que de 0,9 % et seulement 0,8 % de subdépression saisonnière.

La quantité de lumière du jour joue donc un rôle important dans le développement du trouble, mais la génétique et la culture locale jouent certainement un rôle modulateur dont nous ne percevons aujourd'hui que les prémices.

C'est dans notre quotidien que nous observons pleinement les effets du manque de lumière. Sylvie était une jeune comptable dans un grand cabinet d'audit parisien. Elle était venue consulter pour des difficultés relationnelles avec sa fille âgée de 10 ans, mais ce fut le trouble affectif saisonnier qui occupa une bonne partie de nos premiers entretiens. Elle travaillait dans un *open-space*, l'une de ces grandes plates-formes que l'on trouve dans les tours de bureaux. Étant la dernière arrivée, elle s'était vu attribuer un bureau dans la partie centrale de l'étage, là où la lumière du jour n'arrive jamais. À midi en été au soleil, nous recevons une luminosité d'environ 100 000 lux (voir le tableau 2 page 105). À titre de comparaison, dans les bureaux comme celui de Sylvie, il est rare que la luminosité dépasse 500 ou 700 lux. Dans ces conditions, il n'est pas étonnant que les personnes vulnérables déclinent. Dans le cas de Sylvie, la solution vint d'un déménagement providentiel. Du jour au lendemain, Sylvie se retrouva dans une pièce avec une fenêtre orientée au sud. Le trouble s'estompa et nous pûmes en revenir au sujet premier de sa visite.

Le manque de lumière est donc bien en relation avec le déclenchement d'un TAS. Mais qu'en est-il du manque de chaleur ?

Quand nous demandons à notre entourage ce qui lui permettrait de se sentir plus en forme en hiver, la réponse est presque toujours la même : « J'aimerais me retrouver sur une plage, bien au chaud. » Le sens commun peut en conclure à une relation directe entre bien-être et sensation de chaleur. Ce qui est vrai pour le sens commun ne doit pas l'être lorsque nous abordons la question de la saisonnalité et de la dépression saisonnière. Si nous suivions ce raisonnement, le maximum de suicides devraient se produire en hiver et le minimum en été. C'est exactement l'inverse qui est observé. Il n'est bien entendu pas question de ramener le suicide à un aléa saisonnier. Nous savons aujourd'hui que les causes du suicide sont multiples (contexte social, présence de dépression, génétique, contexte culturel, etc.). Plus simplement, ces observations montrent une saisonnalité qui n'est pas celle à laquelle nous pouvions nous attendre.

Dans l'hémisphère Nord ou dans l'hémisphère Sud, les résultats sont les mêmes : on se suicide bien plus souvent lorsqu'il fait bon. Le Dr Pedro Retamal et son équipe ont observé la fréquence des suicides au Chili durant quinze ans. Il en conclut que les périodes douces (octobre, novembre, décembre et janvier dans cette partie du monde) concentrent le plus grand nombre de suicides (39 %), avec un pic assez sérieux en décembre[1].

En outre, une enquête menée par le département de géoscience du Mississipi sur les suicides survenus entre 1991 et 2001 a exclu le rôle de la température. En observant scrupuleusement les variations de température dans cinq régions américaines, il fut impossible de faire la moindre corrélation entre un recours au geste fatal et la chaleur ou le froid qui régnait dans la région.

Toutefois, il est possible de trouver des relations entre suicide et luminosité. Les enquêtes menées sur les

---

1. Retamal P., Humphreys D. : « Occurrence of suicide and seasonal variation », *Rev Saude Publica*. 1998 Oct ; 32 (5) : 408-12.

relations entre suicide et météo montrent que le risque est maximal au début du printemps, d'autant plus que l'hiver a été sombre. Moins les individus ont été exposés au soleil durant l'hiver et plus le risque suicidaire augmente[1].

## UNE SENSIBILITÉ PERSONNELLE ?

La saisonnalité est aujourd'hui considérée comme un phénomène normal dont seul l'excès signe la maladie. En fonction du nombre de symptômes et de leur intensité, on parlera de trouble affectif saisonnier complet ou de trouble affectif subsyndromique.

Depuis plus de vingt ans, les chercheurs tentent de mettre en évidence des traits de personnalité ou des éléments de vulnérabilité biologiques permettant de prédire qui est candidat à ce trouble. Les travaux actuels ont permis de mettre en évidence plusieurs « facteurs de risque » liés à la saisonnalité.

Les patients souffrant de TAS sont bien plus que les autres sensibles aux variations de la météo. Bien plus que les autres individus, la lumière semble leur être nécessaire et les jours grisâtres entraînent chez eux une plus grande morosité. Même si elle ne déclenche pas de dépression, la réduction de luminosité aura comme résultat une lassitude et une tristesse accrues.

Mais il n'y a pas que la lumière. Les patients souffrant de TAS sont plus sensibles à tous les cycles et à toutes les variations de rythmes. Au niveau quotidien, nous nous confrontons à l'alternance jour/nuit, et les patients souffrant de TAS auront plus de mal à se synchroniser avec la lumière du jour et éprouveront donc

---

1. Preti A. : « The influence of seasonal change on suicidal behaviour in Italy », *J Affect Disord.* 1997 Jul ; 44 (2-3) : 123-30.

plus de difficultés à démarrer leurs journées. Au niveau hebdomadaire, nombre d'entre nous se sentent mieux en fin de semaine. Cette tendance est encore plus nette chez les TAS. Chez la femme, le cycle menstruel rythme la forme physique et les humeurs. Ces variations sont souvent plus intenses lorsque la saisonnalité est plus marquée. Et, bien entendu, au niveau annuel, nous retrouvons la plus grande sensibilité hivernale.

## QUE CONNAISSONS-NOUS DE LA CHIMIE DU CERVEAU DANS LE TAS ?

Nous percevons notre environnement, nous agissons, nous pensons, nous nous représentons des événements, nous évoquons des souvenirs grâce à la mise en route de circuits cérébraux. Dans le domaine le plus intime, la mise en route des systèmes d'information est liée à la communication entre des cellules nerveuses : les neurones. Cette information ne passe pas par un influx électrique mais par des molécules. Un neurone émet une molécule (un neurotransmetteur) qui agit sur les récepteurs du neurone adjacent. Ce contact produit un courant électrique particulier qui modifie l'activité du neurone récepteur. Ce mécanisme est à la base de la transmission de l'information dans le cerveau.

Deux molécules sont au centre de toutes les attentions dès lors que nous évoquons le trouble affectif saisonnier : la mélatonine et la sérotonine.

La **sérotonine** est un neuromédiateur présent dans de nombreuses régions cérébrales. Sur le plan biologique, son rôle principal est de moduler la sécrétion des autres neuromédiateurs. Au niveau clinique, la sérotonine est largement impliquée dans tous les processus du contrôle de l'humeur. Des anomalies dans la synthèse et la régulation de la sérotonine sont observées dans toutes les formes de dépression.

Sur le plan thérapeutique, plusieurs pistes nous indiquent un intérêt pour la sérotonine dans le traitement du TAS :

– les signes cliniques du TAS comportent une boulimie et nous savons que la boulimie est en relation avec les systèmes sérotoninergiques ;

– la sérotonine est le neuromédiateur qui connaît le plus de variations de sécrétion entre l'hiver et le printemps ;

– la sérotonine n'est pas spontanément présente dans le cerveau. Les neurones doivent la fabriquer et se servent comme matière de base de tryptophane. Le tryptophane est présent dans de nombreux aliments que nous consommons quotidiennement (les céréales, l'œuf, la viande, le lait). Des patients entrés en rémission après une photothérapie ont rechuté après avoir été soumis à un régime alimentaire où l'on avait volontairement supprimé le tryptophane. La forte réduction de sérotonine s'associe donc à un déclin des effets bénéfiques du traitement.

Enfin, l'efficacité d'agents sérotoninergiques comme la fluoxétine (Prozac@) ou la sertraline (Zoloft@) confirme l'implication de ce neuromédiateur. Ces traitements médicamenteux antidépresseurs restent d'ailleurs aujourd'hui encore la stratégie la plus utilisée en médecine quotidienne.

La **mélatonine** est une hormone sécrétée par la glande pinéale, une petite structure située à la base du cerveau. Son rythme de sécrétion est contrôlé par l'horloge biologique interne. En moyenne deux à trois heures avant l'heure habituelle du coucher, la sécrétion de mélatonine augmente, jusqu'à connaître un pic entre

2 heures et 4 heures du matin. La sécrétion de mélatonine décroît ensuite pour devenir pratiquement nulle quelques heures après le réveil et le rester durant la journée.

> La sécrétion normale de la mélatonine débute vers 20 heures, elle connaît un pic entre 2 heures et 4 heures du matin puis baisse vers 7 heures (ici) avec le réveil. L'horloge biologique interne est responsable de son rythme de 24 heures. (voir chapitre « Les rythmes biologiques » page 183). Le maximum de la sécrétion arrive entre 2 heures et 4 heures.

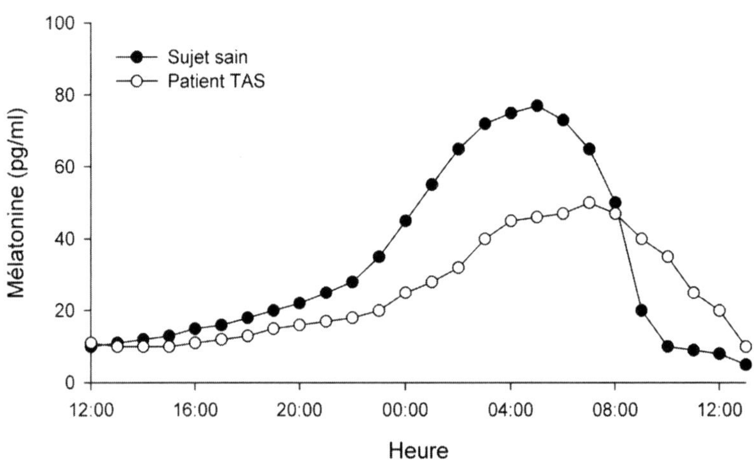


L'exploration des patients souffrant de TAS a débouché sur la mise en évidence de particularités : contrairement aux sujets qui connaissent une saisonnalité tranquille, le rythme de sécrétion de la mélatonine change entre l'hiver et l'été et la sécrétion de mélatonine débute souvent plus tard chez les patients souffrant de TAS.

Si l'on parle traitement, la plupart des études s'accordent sur l'efficacité de l'exposition à une lumière forte le matin plutôt que le soir. Il existerait chez les patients souffrant de TAS un retard de l'horloge biologique (voir figure précédente). Et la lumière administrée le matin aurait comme effet d'avancer cette horloge[1].

## La dépression saisonnière et l'entourage

L'apparition d'un état dépressif dans un couple ou dans une famille oblige chacun à changer ses habitudes et bouleverse tous les équilibres. Lorsque ce trouble se reproduit chaque année à la même période, c'est toute une trajectoire de vie qui risque de s'en trouver modifiée. Voici quelques conseils pour éviter de passer un mauvais hiver.

**Apprenez à faire la distinction entre problème de caractère et dépression.** Cela représente une véritable arme thérapeutique et vous pouvez en user sans modération. Les patients souffrant de TAS n'ont pas mauvais caractère, ils sont malades.

À bien des égards, le trouble affectif saisonnier apparaît tout autant comme une maladie physique que comme une

---

1. Lam R.W., Levitan R.D. : « Pathophysiology of seasonal affective disorder : a review », *J psychiatry neurosci.* 2000 ; 25 (5) : 469-80.

L'accentuation des idées de suicide est toujours un phénomène possible mais il est ici particulièrement rare. Dans une étude portant sur plus de 190 patients traités par photothérapie, le Pr Raymond Lam et son équipe de l'université de Colombie britannique à Vancouver au Canada n'ont retrouvé que six patients (moins de 3 %) ayant accentué leur score d'idées suicidaires. Et aucun n'avait fait de tentative de suicide. Lam RW *et al.* : « Effects of light therapy on suicidal ideation in patients with winter depression », *J Clin Psychiatry.* 2000 Jan ; 61 (1) : 30-2.

affection de l'esprit. Ses symptômes sont définis et, parmi eux, nombre d'entre eux sont purement somatiques (comme la fatigue, les troubles de la mémoire, les perturbations de l'appétit). Comme les autres affections médicales, le TAS guérit sous traitement. Ici, c'est la lumière qui joue le rôle déterminant.

**Considérez le manque de lumière dans le TAS comme la carence en hormones thyroïdiennes chez l'insuffisant thyroïdien ou comme la nécessité de dopamine chez le patient parkinsonien** et vous verrez certainement le problème sous un autre angle.

**N'oubliez pas qu'un état dépressif crée un style de pensées bien particulier**, indépendant du caractère réel de votre conjoint (de votre parent ou de votre ami). L'état dépressif entraîne une vision pessimiste de soi-même, de ses relations avec autrui et de son avenir. Ne soyez donc pas surpris s'il (ou elle) a parfois l'impression qu'il (elle) ne vous apporte pas grand-chose ou qu'il (elle) a l'impression que vous ne pouvez rien pour lui (elle). **Ne tombez pas vous aussi dans les nombreux pièges de la dépression.**

Pierre, un patient d'une trentaine d'années, parle de l'une des nombreuses crises qu'a connues son couple :

> *« L'une des périodes les plus difficiles que nous ayons connues, Dominique et moi, remonte à environ cinq ans. Dominique venait d'accoucher de notre second enfant. C'était en décembre et elle devait reprendre son travail un mois plus tard. Elle était encore assez fatiguée et Émilie ne nous laissait pas beaucoup de répit. Elle dormait mal et il fallait se lever deux ou trois fois chaque nuit pour la calmer et lui donner le biberon. Je savais que je devais aider ma femme, je savais que notre couple allait exploser si je ne me mettais pas en route. Mais je n'y arrivais pas. Je rentrais tous les soirs écrasé de fatigue, j'étais de mauvaise humeur, je ne tolérais rien. Mes collègues se moquaient de moi en me disant que c'était moi qui faisais une*

*dépression du post-partum ! Je ne supportais personne et eux encore moins. Le soir, je m'affalais devant le poste de télévision, je ne répondais pas aux coups de téléphone des amis et de la famille qui venaient prendre des nouvelles de la petite. Moi, j'avais peur de la prendre dans les bras et de la laisser tomber, je me posais des questions sur mon amour pour elle. C'est à ce moment-là que mon médecin de famille m'a conseillé de consulter un psychiatre et heureusement, parce que je commençais sérieusement à avoir des idées noires. Dominique se repliait sur elle-même en me traitant de bon à rien. Elle disait que je prenais prétexte de ma baisse de moral en hiver pour éviter de m'occuper de nos enfants (et d'elle). Le peu d'énergie qu'il me restait passait dans des disputes interminables. Le pire, c'est que je comprenais très bien son point de vue, mais j'étais dans un tel état de léthargie que je n'avais même plus la force de débattre.* »

## Le rôle déterminant de la famille et des amis dans la guérison d'une personne déprimée

Bien souvent, l'entourage se plaint de son impuissance à aider une personne souffrant d'un trouble affectif saisonnier. En réalité, votre pouvoir est limité (vous n'êtes pas le traitement actif et vous n'êtes pas psychothérapeute) mais il est bien réel. Pas besoin de grands discours : **votre seule présence est utile.**

Marie, une jeune femme de 24 ans, confie : « Lorsque je me sens mal, j'aime bien ressentir la présence de ma famille autour de moi. Ça me fatigue de parler, alors j'ai tendance à ne pas répondre au téléphone, ou à ne pas relancer mes amis. Mais s'ils me proposent de marcher, même et surtout sans rien dire, ça me fait du bien. »

**L'entourage peut se révéler très utile dans l'observance du traitement.** Pour peu que nous ayons connu plusieurs personnes déprimées, nous nous sommes aperçus des limites des stratégies biologiques dans le traitement des états dépressifs. Dans les études, en moyenne, un même traitement est efficace chez les deux tiers des patients. En pratique, la résistance est plus faible car la plupart des thérapeutes utilisent plusieurs stratégies (thérapies biologiques et psychothérapie habituellement). Mais il persiste tout de même une fraction non négligeable de patients chez qui les traitements fonctionnent mal (environ un quart). En y regardant de plus près, on peut considérer que près de la moitié de ces dépressions résistantes sont liées à une observance médiocre du traitement. S'il s'agit de médicaments, ce sera des prises irrégulières, ou au mauvais moment. S'il s'agit de photothérapie, ce sera une intensité insuffisante, ou à une mauvaise distance, ou au mauvais moment, ou pas assez longtemps, ou encore une exposition trop rare dans la semaine. Ne nous leurrons pas : l'une des principales raisons de la résistance aux traitements antidépresseurs (et la lumière en fait partie), c'est que les patients ne les prennent pas !

Pas toujours facile de se lever un peu plus tôt et de rester trente minutes en face d'un écran lumineux, surtout si l'un des aspects de l'affection est justement une perte momentanée et partielle de la volonté. Dans une dépression saisonnière, les réveils sont pénibles, lourds, désagréables. Certains patients éprouvent beaucoup de difficultés à rester éveillés devant la lampe. Or la photothérapie ne fonctionne que les yeux ouverts !

Écoutons René, un mari très attentionné :

> *« Dès que Véronique a commencé à faire de la photothérapie, j'ai tout de suite vu la différence. Je la retrouvais comme d'habitude. Mais au bout de quelques semaines, elle avait repris de mauvaises habitudes : elle ronchonnait, s'énervait contre les enfants. C'est quand je me suis aperçu qu'elle avait repris 4 kilos que je me suis vraiment inquiété. Comme je partais au travail plus tôt qu'elle, je ne savais pas qu'elle avait interrompu ses séances de lampe. Quand nous en avons parlé, elle m'a dit que ce n'était plus aussi efficace qu'avant et qu'elle avait arrêté*

*de s'astreindre à rester plantée devant la lampe depuis deux semaines. Peu après, nous devions nous rendre en consultation tous les deux pour faire le point avec notre médecin. Nous avons parlé de cette perte d'efficacité et le médecin m'a demandé, avec l'accord de Véronique, de rester aux côtés de mon épouse une quinzaine de jours durant les séances pour être bien sûr que c'était le traitement qui n'était plus efficace, et non pas un manque d'observance. Moi j'étais partant, d'abord parce que je voulais que Véronique se retrouve elle-même et ensuite parce que je voulais savoir quel serait l'effet de la photothérapie sur moi-même. Je me suis arrangé avec mon travail et, pendant deux semaines, je suis resté devant la lampe avec Véronique. Sur moi-même, je n'ai pas vu grand-chose, mais sur Véronique, ça a été assez étonnant. Au début, j'ai été obligé de lui faire un peu la conversation pour la tenir éveillée. Il fallait vraiment que je la persuade de rester les trente minutes car, au bout d'un quart d'heure, elle décrétait que ça suffisait ! Au bout de quelques jours, elle s'est sentie nettement mieux et elle a récupéré. Après cette petite expérience, j'ai repris mes horaires habituels mais je me suis obligé jusqu'à la fin de l'hiver à faire de temps à autre des séances à ses côtés. Ce n'est pas dangereux et ça renforce nos liens. »*

Inversement, si l'entourage ne croit pas en l'intérêt du traitement, son pessimisme risque de briser les bonnes intentions du patient et de le décourager un peu plus encore, accentuant ainsi le risque de mauvaise observance. Mais il y a plus : un traitement a beau être objectivement actif, sa puissance est augmentée par la croyance en son efficacité. En d'autres termes, les traitements tirent leur efficacité de l'addition de leur activité intrinsèque et de leur effet d'implication personnelle (ce que l'on nomme habituellement « effet placebo »). Se priver de cet effet placebo, c'est réduire d'environ 30 % ses chances de succès.

Si vous n'êtes pas convaincu de l'intérêt de la photothérapie recommandée par votre médecin traitant, contactez-le, rencontrez-le. Le traitement contre la dépression sera d'autant plus efficace qu'une mobilisation générale et une harmonie se développeront.

## Dépression, maladie et suspension du temps

Lorsque nous sommes malades, quelle que soit la maladie, le temps semble suspendu. Souvenez-vous de votre dernière grippe ou de votre dernier désordre intestinal : vous aviez l'impression que ça ne s'arrêterait jamais, que la souffrance allait perdurer interminablement. Dans les états dépressifs, comme toutes les perceptions sont malmenées, il en va de même avec celle du temps. Pour les phénoménologues, ce trouble de la perception du temps constitue l'expérience centrale de la dépression.

Pour en parler, rien de tel que d'écouter Jeanne, professeur de philosophie, qui souffre d'une intense fatigue en hiver :

> « *Je compare facilement ce qui m'arrive au niveau du temps à ce que j'observe dans certains tableaux contemporains. Dans les écoles classiques de peinture, on peut voir des perspectives : un objet est au premier plan et le talent du peintre nous montre une succession de scènes qui nous rapprochent de la ligne d'horizon. Il y a une sorte de début, il y a une fin et un enchaînement entre les différentes séquences. Habituellement, c'est comme ça que je me représente une situation : un début, une fin, une succession organisée d'événements. Je peux raconter une histoire car j'ai des points de repère en fonction des moments où chaque action s'est déroulée. Quand je vais mal, tout devient flou : mes repères de temporalité s'estompent. Je ne parviens pas tout à fait à faire la différence entre l'avant et l'après. Raconter une histoire devient un calvaire. Habituellement, je fais assez bien la différence entre les faits importants et les faits inutiles dans un récit. Mais au cours de ces périodes, tout se mélange. Même lorsque je tente de me souvenir de quelque chose, je mets tout sur le même plan et je m'emmêle le cerveau ! Du coup, je perds mon désir de faire, d'agir. C'est bien évident que je ne peux plus exercer mon métier. Je souffre de cette léthargie et en même temps j'y trouve mon refuge. Quand on perd cette capacité à synthétiser ses expériences passées, on n'arrive plus à se projeter dans l'avenir.* »

Face à cette suspension du temps, le premier rôle de l'entourage est… de ne pas sombrer soi-même et d'avoir de l'énergie pour deux. Garder des rythmes et des repères constitue une aide précieuse. Ce qui paraît évident donne parfois lieu à des combats de chaque instant. Il faudra garder un rythme quotidien (les levers, les couchers ; les horaires des repas), des rythmes hebdomadaires (garder les activités de fin de semaine en particulier), ou encore préserver les rythmes trimestriels (partir en vacances, par exemple).

C'est aussi le rôle de l'entourage de resituer le TAS dans le parcours de l'individu qui en souffre : c'est par définition une affection saisonnière qui guérira au printemps. Pour l'heure, l'exposition à la lumière permet une amélioration importante du trouble. Soulignez régulièrement les progrès, même s'ils sont momentanés. Pour vous-même, si votre conjoint vous semble peu aimable, peu encourageant, peu excitant pour le moment, souvenez-vous de qui il (elle) est et comment il (elle) se comporte à la belle saison !

## Pas de bons conseils sans une implication personnelle

Certains conseils peuvent sembler de bon sens. Comme le déprimé est un peu « ralenti », on pourrait lui conseiller de « se remuer ». Le problème, c'est que la dépression est justement à l'origine de ce manque d'entrain. En conseillant « brutalement » à votre conjoint de se remuer, vous prenez le risque de le mettre en échec et d'accentuer son sentiment d'impuissance. Vous pouvez dire « secoue-toi » si vous participez à une démarche stratégique en ce sens. Sinon, soyez certain que ce sera plutôt mal vécu et que vous n'obtiendrez que l'effet contraire, renforçant ainsi le sentiment de culpabilité et d'auto-dévalorisation.

Certains principes issus de la psychologie expérimentale trouvent parfois une application directe dans la vie de tous les jours. L'un d'entre eux stipule qu'un problème commun à plusieurs personnes d'un même groupe trouvera bien plus facilement sa ou ses solutions s'il est résolu par l'ensemble des membres plutôt que par un seul.

Le trouble affectif saisonnier touche prioritairement votre conjoint mais, si vous décidez seul des mesures à prendre, vous risquez fort d'accentuer la crise présente au sein de votre couple. Daniel en a fait la triste expérience avant de redresser assez spectaculairement la barre :

> « *Ma femme Colette a commencé à faire de la dépression après le décès de son père. Elle avait alors 38 ans. C'est arrivé brusquement, il a fait une embolie cérébrale. Son deuil puis sa dépression ont bien duré deux ans. On ne faisait plus rien ensemble, plus rien ne l'intéressait. Au début, je comprenais et j'essayais de la soutenir mais, au bout de quelque temps, nos relations se sont dégradées. Je rentrais plus tard le soir et je traînais un peu trop au bistrot avec mes amis. Par la suite, Colette a retrouvé sa bonne humeur mais, au bout de trois ans, elle a commencé à faire ce que vous appelez des "dépressions saisonnières". Au cours du second hiver où elle était épuisée et se jetait sur le chocolat (elle avait pris 5 kilos en un mois), c'est moi qui ai craqué : je lui hurlais que je n'en pouvais plus de rester avec une femme si molle, avec une si faible volonté. J'ai voulu la secouer parce que, en définitive, c'est moi qui étais impuissant dans cette situation. Le matin, je l'empêchais de faire la grasse matinée, je cachais les gâteaux dans la maison, je jetais à la poubelle tous les aliments sucrés qu'elle achetait, je lui cachais ses somnifères car je pensais que ça la ramollissait encore plus. Le résultat a été pire encore. Même quand elle n'était pas trop mal, elle restait au lit, ne serait-ce que pour s'opposer à moi. Sur les conseils d'une amie, nous sommes allés consulter un thérapeute de couple. Mes parents et mes*

*sœurs se sont bien moqués de moi à cette époque mais il faut dire que ça nous a sauvés. Avec l'aide du médecin, j'ai pu dire ce que j'avais sur le cœur sans hurler, j'ai pu lui dire que je l'aimais et que je voulais l'aider. Elle a pu me dire des choses que je ne voulais pas entendre (en particulier qu'elle n'en pouvait plus de mon autoritarisme). Nous avons décidé de faire des choses ensemble, à son rythme. Elle y a mis du sien, et moi du mien. Et aujourd'hui, nous sommes toujours ensemble.* »

Application pratique. Faites lire ce passage à votre conjoint (ou à votre ami, ou à votre parent). Essayez d'exprimer tour à tour les difficultés auxquelles chacun se trouve confronté. N'hésitez pas à rédiger le fruit de cette réflexion. Faites ensuite une séance de *brain-storming* : que chacun puisse donner des solutions, même si elles paraissent *a priori* farfelues. Dès qu'une idée émerge, notez-la. Ne faites pas durer cette réunion trop longtemps. Si, à la fin de cette session, vous avez le sentiment de ne pas être arrivé à suffisamment de solutions, recommencez quelques jours plus tard. En fin de compte, c'est toujours productif.

## Soyez patient

La photothérapie s'étend sur plusieurs mois. On considère qu'il faut au moins une semaine pour voir apparaître les débuts d'une réelle amélioration (parfois c'est moins, mais c'est assez rare). Durant ce laps de temps, votre conjoint va plus ou moins souffrir des mêmes perturbations. D'autres troubles peuvent même se surajouter. Nous observons parfois en début de traitement une impatience, une irritabilité, d'autres troubles du sommeil. Le sujet risque donc d'être même encore plus désagréable pendant quelques jours. Comme tous les traitements actifs de la dépression, la photothérapie peut entraîner dans ses premiers temps des levers d'inhibition.

Dans certains cas, il a pu être observé au cours de ces premiers jours une plus grande impulsivité[1].

Jean-Marc nous raconte son aventure :

> « *Je connais bien ma femme : nous nous connaissons depuis que nous avons 12 ans ! Déjà à cet âge-là, elle avait des moments pénibles où il ne fallait pas l'approcher. Mais je n'avais pas remarqué que c'était plus fréquent en hiver. C'est seulement après quelques années de mariage qu'il est devenu évident qu'elle perdait une partie de ses moyens en décembre et en janvier. Mon métier, c'est correcteur d'imprimerie. Ça nécessite beaucoup de patience. Et avec Lisa, je vous assure qu'il faut en avoir. Déjà, il a fallu la convaincre de se lever tôt pour se mettre devant la lampe. Elle ne voulait pas, elle disait que ça passerait. C'est notre fille qui l'a persuadée : elle se plaignait de prendre ses petits déjeuners toute seule. Finalement Lisa a accepté après quelques semaines. Mais, une fois qu'elle a commencé, c'est ma fille et moi qui voulions qu'elle arrête son traitement ! Après quatre ou cinq jours, elle nous a fait des crises de rangement. Il fallait que la chambre de la petite soit complètement en ordre, sinon c'était des hurlements. Il fallait que le repas soit débarrassé et toute la cuisine nettoyée en quelques minutes, sinon c'était moi qui en prenais pour mon grade ! Et tout le reste pareil. C'était comme si elle était devenue une pile électrique. Évidemment, ça nous changeait des semaines précédentes, mais tout cela a été un peu trop brutal. Heureusement, ça n'a pas duré. Son médecin généraliste lui a prescrit un tranquillisant pendant quelques jours et la semaine suivante, tout est rentré "dans l'ordre", mais dans le bon, cette fois-ci !* »

## Soyez encourageant, renforcez le positif

Les rythmes de vie sont très largement modifiés par l'état dépressif. Le matin est une période difficile alors que les choses s'arrangent le soir. Les patients trouvent refuge au

1. Gratzer D. *et al.* : « Lifetime rates of alcoholism in adults with anxiety, depression or co-morbid depression/anxiety: A community survey of Ontario », *J Affective Disorders*. 2004 ; 79 : 209-15.

fond de leur lit et appellent leurs collègues de travail pour dire qu'ils ne viendront pas. Ne prenez pas cette situation pour de la fainéantise. Dès lors que les premiers progrès deviennent observables, mettez-les en valeur. Faites remarquer les changements et les améliorations. Soulignez tout ce qui va dans le bon sens. Ce sera votre rôle de stimuler la reprise des rythmes de vie antérieurs (coucher, lever, exercices physiques). Les équilibres alimentaires sont tout aussi importants et vous devrez être ici encore encourageant. Réduisez vous-même votre consommation d'alcool, suivez un régime, accompagnez votre proche dans de courtes séances d'exercice physique.

La psychologie cognitive et comportementale nous montre chaque jour que l'apprentissage directif est moins efficace que l'apprentissage par imitation de modèle. En d'autres termes, si vous tentez de convaincre votre ami ou votre conjoint d'agir alors qu'il ne s'en sent aucunement le courage et l'énergie, vous ne parviendrez qu'à augmenter sa résistance au changement. Vous risquez même de le faire régresser, ne serait-ce que pour vous montrer (et se montrer à lui-même) qu'il existe encore. Les psychologues appellent ce phénomène la « réactance psychologique ».

Au contraire, si vous montrez l'exemple sans chercher à en souligner les vertus, vous laissez à votre interlocuteur la possibilité de développer une stratégie personnelle, dans laquelle il parviendra bien plus facilement à s'impliquer. C'est l'apprentissage vicariant.

## Ce qu'il vaut mieux éviter

### Émettre des reproches : « Secoue-toi, bon sang, tu n'es pas malade ! »

La présence d'un état dépressif chez un proche ne peut manquer de réveiller en nous certains sentiments de culpabilité (ne serions-nous pas la cause de cet état dépressif ?). Une réaction fréquente, qu'il faut éviter, est le rejet de la faute sur le patient lui-même : « Si tu m'avais écouté, tu n'en serais pas là ! » Il en va de même avec les reproches sans accompagnement : « Habille-toi et va travailler, ça te changera les idées. » Ce qui revient à dénier la réalité du trouble et à enfoncer encore un peu plus votre proche dans son sentiment d'être incompris.

*A priori*, les conseils que nous prodiguons sont destinés à améliorer la situation de notre interlocuteur. C'est la raison que nous entendons le plus souvent en consultation : « Si je lui dis ça, c'est pour son bien. » Mais à y regarder de plus près, ce n'est pas si évident. Georges, un technicien de l'automobile, était si perturbé par les mouvements saisonniers de son épouse qu'il avait décidé de consulter lui-même une psychologue pour mieux comprendre ses propres réactions.

> *« Moi aussi, je sens bien que je ne suis pas au mieux de ma forme tout au long de l'année. Ma mère est dépressive depuis des années, et je crois que j'ai hérité un peu de sa personnalité. Au fil des années, j'ai l'impression d'avoir appris, par moi-même, comment il fallait faire quand le moral baisse un peu. À vrai dire, j'ai été assez surpris quand je me suis aperçu que Simone, mon épouse, flanchait elle aussi de temps à autre. Quand nous nous sommes mariés, c'était plutôt elle qui dirigeait les choses. Elle a un tempérament assez directif et moi, je trouvais ça plutôt bien. Puis les choses se sont inversées. Elle n'était plus tout à fait elle-même en hiver et recherchait auprès de moi du réconfort. J'étais bien content de lui en donner, du moins au cours des premières années. Après, ça m'a un peu énervé. J'avais l'impression qu'elle m'utilisait. Je sais bien que c'est idiot, car c'est une fille sincère comme on en trouve peu. Mais je n'arrivais pas à m'enlever ça de la tête, notamment quand elle traînait le matin et me demandait d'appeler son bureau pour dire qu'elle serait à nouveau en retard.*
>
> *D'un côté, je souffrais vraiment de la voir comme ça : c'est ma femme et la mère de mes enfants. C'est toujours la femme de ma vie.*

*Mais d'un autre côté, j'avais l'impression de tout faire à la maison, de m'occuper de mes gosses et – c'est sûrement un peu lâche de dire ça – de ne plus avoir cette écoute si bienveillante qui me donnait confiance en moi. J'avais l'impression qu'elle me laissait tomber. C'est quand j'étais moi-même énervé que je lui donnais le plus de conseils. Autant dire que ça n'avait aucun effet. C'était même pire : elle me regardait d'un air pathétique qui me rendait encore plus nerveux et encore plus impuissant.* »

## Se dire qu'il n'y a rien à faire et attendre

Vous pouvez considérer que la saisonnalité est une fatalité et que les épisodes antérieurs ont bien fini par passer. C'est vrai que ces états ont un début et une fin (au printemps). Mais votre soutien peut faire passer moins douloureusement cette période et votre stimulation peut accélérer considérablement l'amélioration et la guérison.

Cette attitude peut même se révéler nocive. La perte de confiance en soi liée à la dépression engendre des doutes. Ces doutes entraînent une indécision qui elle-même génère des doutes. La boucle est bouclée. En fin de compte, la personne dépressive se raccroche à son entourage, développe une forme de dépendance. Même si vous êtes animé des meilleures intentions (en particulier la tolérance aux fluctuations émotionnelles de votre conjoint), cette attitude passive va être interprétée comme une impuissance complète devant la maladie et vous ne ferez que renforcer cette tendance léthargique que vous supportez déjà si difficilement.

## Proposer de fausses solutions : « Bois un verre, ça ira mieux. »

L'alcool et la dépression entretiennent des liens étroits et il est réaliste de dire que l'un fait la part belle à l'autre : alcoolisme et dépression sont des affections intriquées.

Quelques chiffres nous donnent une idée du problème. Environ 70 % des patients consultant pour alcoolisme (buveurs compulsifs ou réguliers) présentent les critères d'un épisode dépressif majeur à un moment ou à un autre de leur vie, et les patients souffrant d'un trouble affectif saisonnier sont particulièrement concernés.

On estime que les patients dépressifs encourent entre 1,25 et 4,77 fois plus de risques de présenter un alcoolisme à un moment ou à un autre de leur existence. De leur côté, la plupart des enquêtes épidémiologiques montrent que 35 à 54 % des patients anxieux connaîtront dans leur vie un problème avec l'alcool.

Au Canada, un pays bien concerné par la saisonnalité, le Pr David Gratzer et ses collègues de l'université de Toronto ont pu analyser les données recueillies en population générale auprès de 7 195 habitants adultes de l'Ontario. Environ 20 % des personnes interrogées présentaient des critères de troubles de l'anxiété sans dépression, 3,7 % répondaient aux critères de dépression, et 4,5 % présentaient à la fois une anxiété pathologique et une dépression.

L'intérêt de l'étude est de montrer les risques relatifs en fonction de ces différents sous-groupes. On observe que les femmes anxieuses ont 3,5 fois plus de risques de présenter un abus ou une dépendance à l'alcool que les sujets indemnes de troubles affectifs. Les femmes dépressives, quant à elles, ont près de 4,5 fois plus de risques de tomber dans l'alcool, mais le groupe le plus exposé est celui des femmes anxieuses et dépressives : les patientes de ce groupe présentent 7,5 fois plus de (mal)chances de devenir un jour dépendantes à l'alcool.

Chez les hommes, le risque d'avoir des problèmes avec l'alcool est un peu plus faible mais bien réel (environ un point de moins dans chaque catégorie). Dans la grande majorité des cas (plus de 75 %), c'est le trouble affectif (anxiété ou dépression) qui a précédé l'entrée dans l'alcoolisme. Une bonne raison pour écarter l'alcool des personnes en souffrance.

Mais il n'y a pas que cela. Au niveau du cerveau, l'alcool se fixe sur des récepteurs proches de ceux des tranquillisants. Cette fixation va entraîner une baisse d'efficacité de tous les traitements antidépresseurs connus, des médicaments à la photothérapie en passant par les psychothérapies. Chez les alcooliques déprimés, le premier remède est l'interruption de toute prise d'alcool. C'est dire l'absence totale d'intérêt du petit verre destiné à « remonter le moral » !

## Ouvrir votre armoire à pharmacie et proposer ce médicament qui vous fait du bien

La psychopharmacologie (la science des traitements des maladies de l'esprit) a maintenant plus de cinquante ans. Les classes thérapeutiques sont nombreuses et chacune d'entre elles est destinée à traiter une maladie ou un ensemble de maladies assez précis. Ce qui est bon pour une personne (ou efficace sur un trouble) ne le sera pas nécessairement pour une autre. Mieux vaut ne pas jouer les apprentis sorciers : comme tous les médicaments, les psychotropes (les médicaments qui agissent sur le psychisme) ne peuvent être prescrits que par votre médecin. Lui seul sait lequel est le mieux adapté à votre proche. Certains médicaments sont contre-indiqués. D'autres risquent même d'entraîner ou d'accentuer la dépression !

## Ne vous déprimez pas vous-même !

La pression peut devenir forte : aménagez-vous des espaces de liberté. Prenez du temps pour vous, rencontrez vos amis, faites-vous plaisir. Bref : ne vous culpabilisez pas en raison des distractions que vous vous octroyez. Ici, tout l'art est de trouver un juste milieu entre une attention de chaque instant et un laisser-aller complet.

Marie nous parle de son époux :

> « *Thierry n'a jamais eu un caractère facile. C'est quelqu'un qui vous demande toujours beaucoup d'attention. Il est assez autoritaire, plutôt directif, mais il a besoin d'être rassuré. Comme de nombreux chefs d'entreprise, il travaille beaucoup et quand il rentre à la maison, il ne s'en rend pas forcément compte : il dirige notre famille comme sa société ! Mais quand il a ces moments de blues l'hiver, c'est comme si sa belle assurance s'évaporait et qu'il ne restait que le besoin d'être rassuré. Il m'appelle vingt fois par jour, il désire que j'assiste à tous ses dîners d'affaires (alors que durant le reste de l'année il y va tout seul) et il me demande mon avis pour des broutilles. Au début, je me suis dit qu'il fallait l'aider, le soutenir. Je répondais présente à chaque fois qu'il me sollicitait. Je l'aime et je comprends ses sentiments. Malgré tout, au bout de trois ou quatre semaines, j'en étais arrivée à ne plus rien pouvoir faire de mon côté. Je passe sur les plaisanteries de mes collègues de travail qui me surnommaient "la mama du big boss", mais moi-même je commençais à étouffer. J'ai mis les points sur les "i" : j'ai dit à Thierry que je serais toujours présente à ses côtés, mais qu'il fallait arrêter de me harceler. Sur le moment, il l'a assez mal pris mais il a fini par comprendre qu'il me fallait un espace pour respirer. J'ai même pu profiter de ce nouvel équilibre après sa guérison et je dois dire que notre couple ne s'en porte pas plus mal.* »

| À faire | À ne pas faire |
|---|---|
| – Faites bien la distinction entre les symptômes de sa dépression (qui sont d'apparition récente et qui reviennent en hiver) et son caractère (que vous connaissez depuis longtemps) | – Lui demander « de se secouer » |
| – Impliquez-vous dans la réalisation des conseils que vous prodiguez | – Se dire qu'il n'y a rien à faire |
| – Soyez patient | – Proposer un verre d'alcool |
| – Soyez encourageant | – Proposer un médicament qui vous a réussi sans en parler avant avec le médecin |
| – Aménagez-vous des espaces de liberté : ne vous déprimez pas ! | – Se sacrifier |

## Quelques conseils si c'est...

### Votre fils (votre fille)

À l'adolescence, les symptômes d'une dépression se confondent souvent avec les modifications du caractère. Le négativisme et la rébellion sont courants à cette période de la vie. Le trouble affectif saisonnier peut d'autant plus porter à confusion qu'il débute dans les semaines qui suivent la rentrée scolaire. Il est donc assez facile de se laisser piéger et d'attribuer la baisse d'humeur à une difficulté d'adaptation à l'année scolaire en cours. Soyez vigilant sur la perte d'intérêt pour des activités jusque-là bien investies ou la perte de contact avec les amis.

## Votre conjoint

La dépression est parfois la conséquence d'un conflit conjugal mais, lorsqu'il s'agit de saisonnalité, elle en est plus souvent la cause. La personne déprimée va devenir irritable, agressive et vous dire des choses désagréables. Il va vous falloir être très tolérant. Si votre épouse vous réveille au milieu de la nuit en vous hurlant « je ne t'aime plus » ou « tu ne m'as jamais aimée », mettez ces expressions sur le compte de la dépression.

Quant à la baisse d'intérêt pour les relations sexuelles, dites-vous qu'elle est peut-être liée au trouble affectif saisonnier.

## L'un de vos parents ou l'un de vos grands-parents

Pas toujours facile de faire un diagnostic de dépression chez une personne âgée. Les symptômes sont presque toujours dominés par des plaintes corporelles : fatigue excessive, trouble du sommeil, douleurs en tout genre. La tendance naturelle est d'attribuer ces signes au vieillissement et non à une affection psychique. Comme les autres formes de dépression, le trouble affectif saisonnier chez les personnes âgées se teinte d'une baisse des performances intellectuelles. Cette altération touche la mémoire, qu'il s'agisse des faits anciens, des faits récents ou de la difficulté d'apprendre des choses nouvelles. Elle touche également les facultés d'attention et de concentration. Dans certains cas, ce ralentissement des facultés psychiques et la fatigue peuvent évoquer une démence débutante (la maladie d'Alzheimer). Un bilan s'impose : accompagnez la personne en consultation.

**L'un de vos amis**

Incitez-le à consulter. Ne le consolez pas en lui disant qu'« [il a] tout pour être heureux ». Il le sait déjà, mais il n'y peut rien : c'est ça, une dépression.

## QUAND FAUT-IL CONSULTER UN PROFESSIONNEL DE SANTÉ ?

La définition de la normalité des comportements humains impose de tracer une frontière entre le normal et le pathologique. En médecine somatique, la réponse à cette question est plus simple mais pas pour autant définitivement réglée : pour déterminer la normalité d'une variable biologique (par exemple, le taux de sucre dans le sang, la glycémie), les spécialistes se fondent sur les chiffres retrouvés par le plus grand nombre de personnes et sur les chiffres associés au plus grand risque de développer une maladie. C'est ainsi que la glycémie normale est comprise entre 0,7 g/l et 1,2 g/l. Il en va de même pour la tension artérielle ou pour la fréquence cardiaque.

Dans le domaine de la psychiatrie, cette logique risque de nous faire confondre la norme avec la normalité. Le même raisonnement appliqué à nos conduites nous pousserait à considérer comme normal le comportement adopté par la plupart des individus dans une situation donnée. Ici, la normalité deviendrait rapidement du conformisme. Cette impossibilité à déterminer dans le quotidien les critères de normalité a poussé les chercheurs à définir la normalité non plus en termes objectifs, mais comparativement à la maladie. En résumé, on considère que l'individu normal est celui qui ne souffre pas de maladie !

Car déplacer le problème du côté de l'affection permet finalement de le résoudre plus facilement. Des réunions d'experts peuvent assez rapidement déterminer ce qui, à l'évidence, est anormal. Les psychiatres de tous les pays se sont donc donné la main pour édicter des critères définissant les différentes pathologies en psychiatrie, où sont naturellement présents les éléments permettant de cerner l'anxiété pathologique, les états dépressifs et bien entendu le trouble affectif saisonnier.

Trois critères déterminent la frontière entre le normal et le pathologique :

– **un critère de souffrance** : pour être malade, il faut présenter un nombre minimal de symptômes (un ou deux ne suffisent pas) ;

– **un critère de durée** : il faut que cette souffrance se prolonge plusieurs jours ou plusieurs semaines (la durée dépend du trouble considéré) ;

– **un critère de handicap** : les troubles empêchent l'individu de mener librement sa vie.

## VOTRE HUMEUR EST-ELLE SAISONNIÈRE ? QUEL EST SON DEGRÉ DE SAISONNALITÉ ?

Afin que chacun puisse s'y retrouver, plusieurs tests mesurant la saisonnalité ont été développés. Nous vous proposons ici le test le plus courant, une libre traduction du SPAQ (*Seasonal Pattern Assessment Questionnaire*) mis au point par Norman Rosenthal : un questionnaire d'auto-évaluation de votre saisonnalité.

Il est évident que ce test trouve son plus grand intérêt chez les personnes vivant sous le même climat depuis plusieurs années.

Comme notre mémoire est d'une fiabilité limitée lorsqu'il s'agit des émotions, fondez-vous sur les trois dernières années pour répondre aux différentes questions.

**Question 1 :**
**à quelle époque de l'année... (mettre une grosse croix)**

| | Janvier | Février | Mars | Avril | Mai | Juin | Juillet | Août | Sept. | Oct. | Nov. | Déc. | Aucun mois |
|---|---|---|---|---|---|---|---|---|---|---|---|---|---|
| Vous sentez-vous le mieux ? | | | | | | | | | | | | | |
| Avez-vous tendance à prendre le plus de poids ? | | | | | | | | | | | | | |
| Avez-vous tendance à voir le plus de monde ? | | | | | | | | | | | | | |
| Avez-vous tendance à dormir le moins ? | | | | | | | | | | | | | |
| Avez-vous tendance à manger le plus ? | | | | | | | | | | | | | |
| Perdez-vous le plus de poids ? | | | | | | | | | | | | | |
| Voyez-vous le moins de monde ? | | | | | | | | | | | | | |
| Vous sentez-vous le plus mal ? | | | | | | | | | | | | | |
| Avez-vous tendance à manger le moins ? | | | | | | | | | | | | | |
| Avez-vous tendance à dormir le plus ? | | | | | | | | | | | | | |

## Question 2 : dans quelle mesure les éléments suivants changent-ils avec les saisons ?

| | 0 Pas du tout | 1 Faible changement | 2 Changement modéré | 3 Changement important | 4 Changement très important |
|---|---|---|---|---|---|
| La durée de votre sommeil | | | | | |
| Vos activités sociales | | | | | |
| Votre humeur (la sensation de bien-être) | | | | | |
| Votre poids | | | | | |
| Votre appétit | | | | | |
| Votre énergie | | | | | |

## Question 3 : si vous changez avec les saisons, est-ce un problème pour vous ?

– Oui – Non

Si la réponse est « oui », le problème est-il :

– Très léger – Modéré

– Marqué – Sévère

– Très sévère

## Question 4 : quelle est votre variation de poids tout au long de l'année ?

– 0 à 1,5 kg – 2 à 3,5 kg

– 4 à 5,5 kg – 6 à 7,5 kg

– 8 à 10 kg –plus de 10 kg

**Question 5 : environ combien d'heures par jour dormez-vous au cours de chacune des saisons, en incluant les siestes ?**

| | Hiver (21 déc. au 20 mars) | Printemps (21 mars au 20 juin) | Été (21 juin au 20 septembre) | Automne (21 septembre au 20 décembre) |
|---|---|---|---|---|
| Nombre d'heures | | | | |

**Question 6 : vos préférences alimentaires changent-elles avec les saisons ?**

– Oui – Non

Si oui, lesquelles ?

## Dépouillement du questionnaire

### Question 1 : *quel est le type de votre saisonnalité* ?

– **Si vous vous sentez plus mal en décembre**, janvier ou février, vous êtes clairement de type hivernal. Vous n'êtes pas le seul : plus de la moitié des habitants vivant en climat tempéré rapportent des variations semblables. Vous avez certainement tendance à consommer des aliments plus sucrés ou plus lourds en hiver et vous préférez probablement les salades et les aliments riches en protéines (viandes et poissons) en été. Il est tout aussi probable que vous vous repliiez sur vous-même ou sur votre « clan » en hiver et que vous vous ouvriez au monde à la belle saison. Il n'est pas certain que vous preniez plaisir aux fêtes de fin d'année. En quelque sorte, vous avez une tendance à hiberner.

– **Si vous vous sentez plutôt plus mal en juillet ou en août**, vous êtes de type estival. C'est nettement plus rare que le type hivernal, mais ce n'est pas exceptionnel. Vos tendances sont probablement inversées par rapport aux types hivernaux : l'hiver ne vous pose pas trop de problèmes ; mais en été vous avez tendance à moins manger (et vous perdez régulièrement du poids) et à moins dormir que d'habitude.

Il est tout à fait possible de combiner un type hivernal et un type estival : vous hibernez en hiver et vous vous repliez sur vous en été. Les bonnes périodes de l'année sont rares.

Bien entendu, il existe des patients déprimés qui prennent du poids en été et en perdent en hiver. Cependant, c'est une situation vraiment très rare. Le plus souvent, ces patients souffrent d'une autre forme clinique de dépression et ces variations sont indépendantes du rythme des saisons.

– **Vous n'avez pas de saisonnalité bien marquée**. Si vous vous sentez déprimé, allez directement au chapitre traitant des autres formes cliniques de dépression : vous y trouverez la description qui vous intéresse. Si vous n'êtes pas dépressif(ve), c'est que vous avez acheté ce livre pour l'un de vos proches : vous n'avez perdu ni votre temps ni votre argent puisqu'un chapitre entier vous est consacré !

### *Question 2 : quelle est l'intensité de votre saisonnalité ?*

Faites le calcul de vos points (entre 0 et 4 pour chacune des 6 questions). Vous obtenez un score compris entre 0 et 24.

**Si votre score est inférieur à 7**, vous ne présentez pas de saisonnalité. Votre humeur est peu sensible aux changements de saison.

**Entre 8 et 11**, nous sommes plutôt dans le « blues de l'hiver », c'est la variante peu intense du trouble affectif saisonnier : un trouble bien réel mais aux répercussions plus faibles. Certaines classifications en psychiatrie parlent dans ce cas de trouble affectif saisonnier subsyndromique.

**Au-delà de 11**, votre saisonnalité est marquée et vous souffrez probablement d'un TAS. Votre humeur est nettement influencée par les saisons. Ce livre vous est consacré.

Bien entendu, ce test n'est qu'indicatif.

***La réponse à la question* 3** est importante pour savoir si vous auriez intérêt à en parler à un professionnel de santé. À partir du moment où vous inscrivez « marqué » ou plus, il est probable que les traitements ayant fait la preuve de leur efficacité sur le TAS, au premier rang desquels figure la photothérapie, vous apporteront un soulagement.

***Les réponses aux questions* 4, 5 *et* 6** font la une des journaux féminins (et parfois des autres) durant les périodes froides. Les patients souffrant d'un trouble affectif saisonnier complet dorment deux à trois heures de plus en hiver qu'en été alors que le reste de la population connaît une variation inférieure à une heure entre ces deux saisons. Les variations de l'appétit et du poids montrent des écarts comparables. Il est habituel de voir son poids varier de 1 à 2 kilos entre l'hiver et l'été, aussi bien chez les hommes que chez les femmes. Au-delà de 4 kilos de différence, le diagnostic de saisonnalité s'impose.

**En résumé :**

Le test que nous vous proposons n'est qu'un instrument de dépistage. Comme tous les questionnaires, il oriente vers un diagnostic que seul un entretien complet avec un médecin pourra confirmer. Tous les questionnaires de dépistage peuvent conduire à des excès de diagnostic (les faux positifs) ou au contraire à passer à côté d'une affection (les faux négatifs).

Si vous avez mis en évidence une saisonnalité hivernale à la question 1 et que cette saisonnalité est intense à la question 2 (score supérieur à 11), que cela représente un problème marqué à la question 3, que vous dormez trois heures de plus en hiver et que votre poids varie de plus 4 kilos en hiver à la question 6, il est plus que probable qu'un professionnel vous confirme un diagnostic de trouble affectif saisonnier.

Si vous présentez des scores intermédiaires, la vitesse de votre changement peut avoir une bonne valeur d'orientation. Les personnes « simplement saisonnières » voient leur humeur changer assez doucement alors que les patients véritablement TAS rapportent une dégradation rapide, assez souvent en quelques jours.

Seul un médecin pourra établir le diagnostic d'une dépression ou d'un TAS, toutefois nous proposons en annexe de cet ouvrage deux questionnaires qui vous permettront d'estimer si les symptômes que vous ressentez sont ceux d'une dépression ou ceux d'un état moins sévère. Ils pourront aussi vous aider à juger si vous devez consulter un médecin, ce qui est nécessaire dans les cas les plus sévères.

# La photothérapie[1] : le traitement de prédilection

1. Les mots « photothérapie », « luminothérapie » et « luxthérapie » sont sensiblement équivalents. Nous préférons le terme « photothérapie » car il est d'utilisation courante en médecine dans d'autres spécialités (dermatologie, néonatalogie, ophtalmologie). Le préfixe *photo* (lumière en grec) évoque le *photon*, particule de lumière qui exerce des effets biologiques grâce à l'energie qu'elle contient. Dans la photothérapie des troubles chronobiologiques, c'est par son action au niveau des photorecepteurs de l'œil que la lumière produit son effet thérapeutique, et non pas via un effet au niveau de la peau, par les ultraviolets ou la chaleur (par les infrarouges) qui peut accompagner la lumière.

À l'heure actuelle, la photothérapie doit être le traitement de choix de la dépression saisonnière. Avant de voir comment il se déroule, voyons comment ça marche.

La photothérapie repose sur un principe simple : les personnes qui souffrent d'un trouble affectif saisonnier manquent de lumière, et le traitement par photothérapie va permettre de leur fournir cet élément nécessaire à leur santé. Ce traitement est utilisé depuis les années 1980 aux États-Unis et au Canada où il est remboursé par les systèmes de santé, tout comme c'est maintenant le cas dans quelques pays d'Europe. Comme un médicament, il repose sur des règles précises de dose (intensité de la lumière), d'horaire et de durée du traitement, qui sont adaptées au patient. Lorsque la photothérapie est administrée correctement, elle est efficace dans 85 % des cas de trouble affectif saisonnier.

Si la plupart des patients vont trouver un bénéfice dans l'utilisation de la photothérapie, rappelons que ce n'est pas la seule stratégie thérapeutique. Les règles d'hygiène de vie, le sport, d'autres approches psychothérapeutiques ou encore certains médicaments antidépresseurs complètent notre arsenal de traitements.

# La photothérapie : comment ça marche ?

## La lumière

### Les sources de lumière

Dans notre quotidien, les sources de lumière sont nombreuses. Les plus connues sont d'origine astronomique (soleil, étoiles...), chimique (lampe à pétrole, ver luisant, poissons...) et électrique (ampoule, diode...). Cette dernière est la source d'éclairage la plus communément utilisée de nos jours.

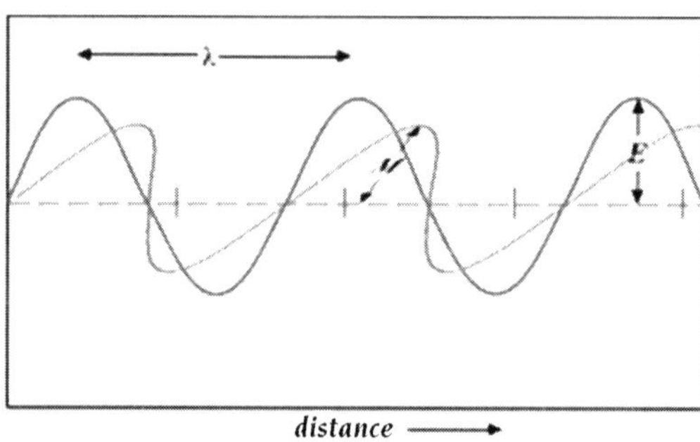


**Représentation schématique et caractéristiques d'une onde lumineuse.** λ = longueur d'onde ; E = amplitude du champ électrique ; N = amplitude du champ magnétique. (image Wikimedia Commons, GFDL)

### Les différentes longueurs d'onde

La lumière est un rayonnement électromagnétique perceptible par l'œil. Elle est composée de photons (particules de lumière) qui se comportent comme une onde (voir fig. 1).

La longueur d'une ondulation, qu'on appelle la *longueur d'onde*, détermine la couleur de la lumière (voir tableau 1).

L'œil ne perçoit pas toutes les longueurs d'onde contenues dans la lumière, mais uniquement celles comprises entre 400 nanomètres (de couleur violette) et 700 nanomètres (de couleur rouge) [le nanomètre est une unité de distance qui correspond à un milliardième de mètre]. Le tableau 1 illustre la correspondance approximative entre la longueur d'onde d'une lumière et la couleur perçue par l'homme. La longueur d'onde à laquelle l'œil est le plus sensible pour la vision se situe, dans des conditions d'éclairage normales, vers 550 nm (couleur vert-jaune). Il s'agit de la sensibilité moyenne de l'œil, car il existe des différences de perception d'un individu à l'autre.

**Tableau 1 : correspondance entre la longueur d'onde et la couleur perçue**

| | |
|---|---|
| 400 nm | violet |
| 480 nm | bleu |
| 540 nm | vert |
| 590 nm | jaune orangé |
| 620 nm | rouge |

En dessous d'une longueur d'onde de 400 nm, la lumière est dite *ultraviolette* (UV), au-dessus de 700 nm elle est dite *infrarouge* (IR). Ces lumières particulières ne sont pas visibles par l'œil humain, mais l'organisme n'y est toutefois pas insensible. Les UV sont nécessaires à la synthèse de la vitamine D (sans laquelle on développe le rachitisme), ils sont aussi responsables des « coups de soleil » et sont à l'origine de cancers de la peau. À l'autre extrémité du spectre lumineux, les infrarouges sont, par exemple, liés à la sensation de chaleur dégagée par le soleil ou même par une lampe halogène.

La lumière du soleil apparaît blanche car elle est composée de l'ensemble des longueurs d'onde visibles par l'œil. Il est possible de décomposer la lumière solaire à l'aide d'un prisme en cristal. Dans la nature, l'arc-en-ciel reproduit ce phénomène de dispersion de la lumière et permet d'en percevoir toute la richesse chromatique (couleurs). En traversant les gouttes de pluie, la lumière blanche du soleil subit de multiples changements de direction et se décompose en ses différents constituants colorés.

## Comment mesurer la lumière

L'œil humain est sensible à des niveaux de luminosité très variables, pouvant aller de moins de un lux lors d'une nuit de pleine lune à plus de 100 000 lux en plein soleil. La sensibilité visuelle dépend non seulement de l'intensité, mais aussi de la couleur de la lumière. La vision est particulièrement sensible à des lumières jaune-verte alors qu'elle l'est relativement moins à des longueurs d'onde courtes (violet) ou longues (rouge).

La mesure de la lumière s'effectue principalement selon deux modalités. Si l'on cherche à connaître l'intensité de la lumière, on utilise la **photométrie** ; si l'on veut connaître la composition spectrale de la lumière, c'est-à-dire les différentes couleurs (longueurs d'onde) qui la composent, on utilise la **spectrophotométrie**.

### *Photométrie*

La luminosité perçue par un individu s'effectue par la mesure de l'illuminance. Elle se mesure avec un appareil qu'on appelle *luxmètre*, dont la sensibilité est basée sur celle de l'œil humain. La mesure de l'illuminance (en lux) donne une idée de la sensation de « luminosité ».

Les intensités lumineuses auxquelles nous sommes généralement exposés dans la vie courante sont approximativement les suivantes (tableaux 2 et 3) :

| **Tableau 2 : intensités lumineuses de la vie courante** | |
|---|---|
| Nuit étoilée | 0,01 lux |
| Nuit de pleine lune | 0,5-1 lux |
| Rue bien éclairée | 20-70 lux |
| Pièce éclairée (habitation) | 100-300 lux |
| Bureau, pièce de travail | 200-1 000 lux |
| Lever/coucher du soleil | 1 000-5 000 lux |
| Journée ensoleillée | 50 000-100 000 lux |

| **Tableau 3 : recommandations européennes[1] d'éclairage public et urbain** | |
|---|---|
| Trottoirs piétons | 5 lux |
| Zones de circulation et couloirs | 100 lux |
| Magasins de vente | 300 lux |
| Cuisines | 500 lux |
| Bâtiments scolaires, salles de classe | 500 lux |
| Éclairage des bureaux : | |
| – classement | 300 lux |
| – dactylographie-lecture | 500 lux |
| Salles de dessin industriel | 750 lux |

1. Recommandations européennes pour l'éclairage public et l'éclairage des lieux de travail (*LUX* n° 228 – mai/juin 2004, normes RT EN 13201-1, EN 13201-2, EN 13201-3, EN 13201-4). Ces normes sont établies dans le but d'assurer le confort visuel, le bien-être et la sécurité aux usagers, mais font aussi appel à l'aspect économique (elles sont donc sans doute un peu plus élevées que nécessaire). Ces valeurs ne sont données ici qu'à titre indicatif, elles permettent de se faire une idée des niveaux recommandés.

### *Spectrophotométrie*

Cette technique permet la décomposition de la lumière en ses différentes composantes spectrales, c'est-à-dire ses caractéristiques colorées. La mesure s'effectue avec un *spectrophotomètre*, qui renseigne sur l'énergie lumineuse de chacune des longueurs d'onde du spectre, c'est-à-dire la quantité de chacune des couleurs présentes dans la lumière mesurée. La technique repose sur la décomposition de la lumière par un prisme. Quel est l'intérêt d'une telle technique ? Puisqu'elle permet de connaître la composition précise de la lumière, ses applications sont nombreuses. Ainsi, elle est utilisée dans la fabrication des luminaires (ampoules, tubes fluorescents, LED) car elle permet d'ajuster avec précision les différentes composantes lumineuses afin d'obtenir, par exemple, une lumière blanche agréable (chaude). Certains musées font appel à cette technique afin de concevoir l'éclairage de leurs œuvres exposées. En biologie et en médecine, la spectrophotométrie est particulièrement importante dans la compréhension des mécanismes responsables de l'effet de la lumière sur la santé. Nous sommes tous familiarisés avec les indices UV indiqués sur les crèmes écrans solaires. Ils découlent directement de la connaissance des effets des ultraviolets sur la peau. Ces indices sont en relation avec les doses de rayonnement ultraviolet à ne pas dépasser sous peine de coups de soleil ou de lésions plus graves. C'est par le biais de cette technique de mesure que l'on a appris que ces lumières néfastes se situaient dans des longueurs d'onde inférieures à 400 nm. De ce fait, de nos jours, tous les appareils de consommation courante produisant de la lumière sont strictement contrôlés (avec un spectrophotomètre) afin de vérifier qu'ils n'émettent pas d'ultraviolets.

Dans le domaine de la vision, cette technique a permis de déterminer avec précision la sensibilité des différents photorécepteurs de l'œil. Dans le domaine des rythmes biologiques, la spectrophotométrie a permis de mettre en évidence que l'horloge biologique était particulièrement sensible au bleu. Nous parlerons de ce point en détail plus loin dans cet ouvrage.

## La photoréception

### Anatomie de l'œil

L'œil est un organe à la fois simple et complexe. Simple car sa fonction est de recevoir une image lumineuse et de la projeter sur la rétine avant de la transmettre au cerveau ; un peu comme un appareil photographique où l'objectif permet de projeter une image sur une surface sensible (le négatif). Dans l'œil, le cristallin joue le rôle de l'objectif et la rétine celui du négatif. L'œil est en fait bien plus complexe que cela. Il est d'une extrême précision, d'une rapidité bien au-delà du meilleur de la technologie actuelle et il peut s'adapter à des conditions de lumière pouvant aller de la quasi-obscurité à une luminosité éblouissante. L'œil est l'organe récepteur de l'information lumineuse, et c'est le cerveau qui est responsable de la vision consciente en permettant une analyse des constituants de l'image observée (les couleurs, la forme, le mouvement, etc.).

Le ***globe oculaire*** est une petite sphère (légèrement allongée) d'environ 2,5 cm de diamètre et pesant moins de 10 grammes. À l'avant, il est percé d'un petit hublot transparent qui laisse entrer la lumière : c'est la ***cornée***. De par sa forme et sa composition, la cornée joue aussi un rôle de lentille.

La membrane sensible à la lumière est la ***rétine.*** Elle tapisse la partie interne de l'œil et contient les cellules permettant de capter les radiations lumineuses et de les transformer en message nerveux, transmis par le nerf optique aux différentes parties du cerveau responsables de la vision. Ces cellules de la rétine qui sont sensibles aux photons (particules de lumière) sont naturellement appelées les ***photorécepteurs***. Notre rétine contient deux types de photorécepteurs impliqués dans la vision : les ***cônes*** et les ***bâtonnets***.

En chemin, de la cornée jusqu'à la rétine, la lumière traverse plusieurs structures et milieux gélatineux.

L'***iris*** est le diaphragme de l'œil. Sa contraction ou sa dilatation font varier la quantité de lumière éclairant la rétine. C'est principalement l'intensité lumineuse ambiante qui module le diamètre de la ***pupille*** (le trou noir au centre de l'iris). En pleine lumière la pupille se contracte pour éviter l'éblouissement (elle est d'environ 2 mm de diamètre en plein soleil), en pleine nuit elle est complètement dilatée pour laisser entrer le maximum de lumière (8 mm en pleine obscurité). Cette capacité de moduler le diamètre de la pupille en fonction de l'intensité lumineuse s'appelle le *réflexe pupillaire*.

L'intérieur de l'œil est constitué de trois milieux transparents. Le ***cristallin*** est une lentille qui se déforme sous l'action d'un muscle (le ***muscle ciliaire***) lors du réflexe d'accommodation. Il permet la mise au point correcte de l'image sur la rétine et d'assurer ainsi une vision nette et non floue. Si l'image d'un objet éloigné est formée avant la rétine, on dit que l'œil est myope, si l'image est formée après la rétine, l'œil est dit hypermétrope. Au cours du vieillissement, le cristallin perd sa souplesse et les muscles qui permettent sa déformation s'affaiblissent. L'œil perd alors sa capacité d'accommodation, il devient presbyte.

Les deux autres milieux transparents de l'œil sont *l'****humeur aqueuse*** en avant du cristallin et le ***vitré*** en arrière. Ce sont des liquides gélatineux qui donnent sa forme et sa consistance au globe oculaire, mais qui sont aussi impliqués, avec le cristallin, dans la mise au point correcte de l'image sur la rétine.

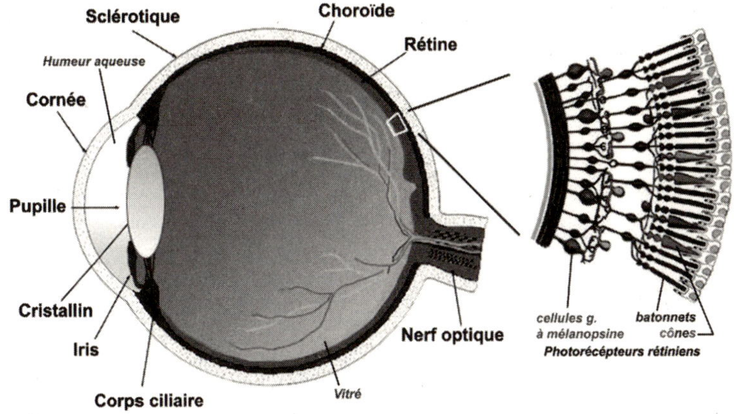


**Schéma de l'œil (en coupe) avec une représentation agrandie de la rétine.** L'image (la lumière) traverse l'œil de la cornée jusqu'à la rétine, en traversant les différents milieux. L'iris se contracte ou se dilate en fonction des conditions lumineuses. Le cristallin joue le rôle d'un objectif photographique, puisqu'il permet la mise au point de l'image (accommodation) sur la rétine. Les différents photorécepteurs rétiniens transmettent ensuite l'information lumineuse au cerveau. Les bâtonnets permettent la vision en condition de faible lumière, les cônes permettent la vision des couleurs, les cellules ganglionnaires à mélanopsine sont impliquées dans la régulation des rythmes biologiques et l'efficacité de la photothérapie du trouble affectif saisonnier. (Image modifiée de webdivision.med.utah.edu)

## Les cellules photoréceptrices

C'est grâce à la présence de deux types de photorécepteurs dans notre rétine que nous pouvons voir dans des conditions de lumière très différentes, de la quasi-obscurité jusqu'à l'ensoleillement total.

Les ***cônes*** : ce sont les photorécepteurs responsables de la vision de jour. Ils permettent la perception des détails et la vision des couleurs. Trois types de cônes participent à notre perception des couleurs : les cônes sensibles au bleu, les cônes sensibles au jaune-vert et les cônes sensibles au rouge. L'absence, ou le mauvais fonctionnement de l'un de ces cônes, conduit à un trouble de la vision des couleurs, dont le plus connu est le daltonisme. Cette déficience de la vision des couleurs touche environ une personne sur dix.

Les ***bâtonnets*** : ce sont les photorécepteurs qui nous permettent de voir dans des conditions de faible lumière, par exemple au crépuscule ou de nuit, à la seule lueur de la lune et des étoiles. Les bâtonnets sont extrêmement sensibles à la lumière (un seul photon est suffisant pour stimuler un bâtonnet), mais très peu sensibles au détail et ne perçoivent pas la couleur (c'est l'explication du dicton « la nuit tous les chats sont gris » ; on ne perçoit pas en effet les couleurs en condition de faible lumière).

Remarque : un troisième type de photorécepteur a été découvert par l'équipe de Berson au début des années 2000. Il s'agit d'un type particulier de cellules sensibles à la lumière, qu'on appelle les ***cellules ganglionnaires à mélanopsine***. Ces cellules suscitent beaucoup d'intérêt dans le monde de la recherche. Elles sont impliquées dans des ***fonctions non visuelles*** (c'est-à-dire ne conduisant pas à la formation d'images) telles que le réflexe pupillaire, la régulation des rythmes biologiques et du sommeil, et la vigilance, pour n'en citer que quelques-unes. Ces cellules possèdent des caractéristiques très différentes des cônes et des bâtonnets. Il est intéressant de savoir qu'elles sont particulièrement sensibles aux lumières bleues (longueur d'onde d'environ 480 nm), qui correspondent à la couleur du ciel ou des océans.

## Les circuits d'analyse de la lumière

Lorsque les photorécepteurs perçoivent la lumière, ils transmettent l'information aux cellules de la rétine qui vont la convertir en un message pour le cerveau (influx nerveux). Cet influx nerveux va alors parcourir le nerf optique pour aller stimuler les diverses structures du cerveau impliquées, soit dans l'analyse de l'image visuelle, soit dans les fonctions non visuelles.

Il existe donc deux voies de transmission de l'information lumineuse vers les structures du cerveau.

### *La voie visuelle*

Il s'agit de la voie la mieux connue. C'est celle qui conduit à la formation et à la perception des images. Elle emprunte le nerf optique depuis la rétine (les cônes et les bâtonnets sont à l'origine du message lumineux) et va se projeter sur des structures cérébrales impliquées dans la vision.

### *La voie non visuelle*

Elle est encore assez peu connue car sa découverte est récente. Cette voie est pourtant d'une importance capitale. Elle est impliquée dans des mécanismes qui ne conduisent pas à la formation d'images. Il s'agit par exemple de la régulation des rythmes biologiques, tels que le cycle veille-sommeil. Cette voie d'information emprunte des chemins différents de ceux de la vision et se projette sur des structures impliquées dans des fonctions très diverses. La meilleure preuve que cette voie est différente de la voie visuelle chez l'homme provient de l'observation que certains aveugles (ils sont rares), ne possédant aucune perception visuelle consciente (ils ne voient pas de lumière même si elle est projetée directement dans leur œil), peuvent avoir leur horloge biologique remise à l'heure (on dit « synchronisée ») par la lumière. Ils ne voient pas la lumière de manière consciente, mais la lumière est perçue par leur horloge biologique *via* leur œil – leur horloge n'est pas aveugle.

Ce sont ces cellules particulières, les cellules ganglionnaires à mélanopsine, qui vont transmettre l'information lumineuse vers d'autres structures du cerveau. La principale de ces structures est l'horloge biologique, la structure responsable de nos rythmes biologiques dont nous parlerons en détail plus loin. D'autres structures du cerveau reçoivent aussi l'information lumineuse par cette voie, ce sont des zones impliquées dans la régulation du sommeil, dans notre activité physique, et dans le réflexe pupillaire, pour n'en citer que quelques-unes.

## Les rythmes biologiques

### Généralités

Tous les organismes vivants ont évolué en réponse aux différents cycles auxquels ils ont été soumis par l'environnement. Mis à part les organismes vivant dans les grandes profondeurs marines ou dans des grottes à l'obscurité complète, tous ont été exposés à l'alternance jour-nuit de 24 heures. Certains organismes ont développé des mécanismes leur permettant de s'adapter aux variations cycliques de la lumière, de la température, de l'humidité, et sans doute de bien d'autres choses encore. Il n'est donc pas étonnant que les rythmes biologiques s'observent chez tous les organismes vivants.

Les rythmes biologiques sont classés en trois grandes catégories selon leur période. Ils sont dits **circadiens** (ou nycthéméraux) lorsque leur période est d'environ 24 heures, **ultradiens** lorsque leur période est inférieure à 24 heures, et **infradiens** quand leur période est supérieure à 24 heures. Le tableau ci-dessous illustre certains exemples de ces différents rythmes.

**TABLEAU 4 : RYTHMES BIOLOGIQUES**

**Ultradiens (fréquence inférieure à 24 heures)**
Activité électrique des neurones
(100-500 décharges par seconde)
Rythme cardiaque (1 battement par seconde)
Respiration (25 par minute)

**Circadiens ou nycthéméraux (environ 24 heures)**
Mouvements (ouverture/fermeture) des feuilles des plantes
(24 heures)
Cycle veille-sommeil (24 heures)
Rythmes hormonaux (mélatonine, 24 heures)
Température corporelle (24 heures, voir illustration page 117)
Cycle cellulaire (division toutes les 24 heures)

**Infradiens (fréquence supérieure à 24 heures)**
Cycle ovarien (~26-34 jours)
Migration annuelle des oiseaux ou des baleines
(rythme circannuel)

Les rythmes les mieux connus sont les rythmes de 24 heures. Ils sont observés chez la plupart des espèces étudiées, depuis les bactéries, les champignons, les plantes, jusqu'à l'homme. Ils découlent naturellement de l'alternance lumière-obscurité, conséquence de la rotation de la terre autour de son axe.

Les rythmes de 24 heures sont dits ***circadiens*** (du latin *circa*, « proche de », et *dies*, « jour ») lorsqu'ils sont générés par l'horloge biologique interne de l'organisme. Ils persistent en l'absence de variations rythmiques de l'environnement (température, lumière, etc.). L'illustration page 117 montre le rythme circadien de la sécrétion de l'hormone mélatonine chez l'homme. Lorsqu'ils ne sont qu'une réponse à l'environnement (par exemple aux changements de température), on parle plutôt de rythmes diurnes ou ***nycthéméraux***.

Prenons un exemple illustrant bien cette différence. Si nous mesurons toutes les heures la température d'une pierre posée à l'extérieur en plein soleil, nous pourrons clairement observer un rythme de 24 heures de la température, qui sera élevée le jour et basse la nuit. Quelle est l'origine de ce rythme de 24 heures ? À l'évidence, le rythme de température de la pierre est lié à l'environnement (au cycle jour-nuit) et non pas à la présence d'une horloge endogène à l'intérieur de la pierre ! Dans ce cas précis, nous dirons que le rythme de température de la pierre est diurne ou nycthéméral.

## L'horloge biologique interne

Même si les rythmes biologiques sont décrits depuis l'Antiquité, leur origine a pendant longtemps été attribuée uniquement à l'environnement. Il faut attendre une expérience conduite au XVIII^e siècle pour que l'hypothèse d'une horloge biologique interne émerge. À cette époque, Jean-Jacques Dortous de Mairan, physicien et mathématicien français, est intrigué par l'ouverture et la fermeture quotidiennes des feuilles d'une espèce de mimosa, la sensitive (*mimosa pudica*). Afin de tester si ce comportement est une simple réponse au soleil, il décide de placer la plante à l'obscurité constante. Il observe alors que le mouvement des feuilles persiste et garde son rythme de 24 heures en l'absence de soleil (et donc du cycle lumière-obscurité). Cette expérience est décrite devant l'Académie des sciences en 1729. Il s'agit de la première mise en évidence qu'un rythme peut être généré par l'organisme lui-même.

Il faudra attendre le milieu du XX^e siècle pour que l'existence d'une horloge biologique endogène (interne) soit mise en évidence chez les mammifères. Depuis sa localisation précise au cœur du cerveau en 1972, les progrès scientifiques ont été considérables. Il est maintenant évident que les horloges biologiques font partie intégrante de la vie de tous les organismes (bactéries, plantes, animaux). Leur présence et leur bon fonctionnement sont indispensables à la vie.

## *Anatomie*

L'horloge biologique interne se situe au cœur du cerveau, au sein d'une petite structure d'environ 1 $mm^3$ (gros comme une tête d'épingle) qui s'appelle le *noyau suprachiasmatique*. Les cellules de cette structure – on les appelle les *neurones* car ce sont des cellules nerveuses – ont une activité électrique rythmique. Cette activité est d'origine génétique. À l'heure actuelle, une dizaine de *gènes horloge* ont été découverts et leur activité cyclique est directement responsable du rythme proche de 24 heures de l'horloge biologique.

L'horloge possède une activité endogène, mais elle n'est toutefois pas indépendante de l'environnement. En effet, tout comme une montre qui prendrait un peu d'avance ou un peu de retard tous les jours, l'horloge biologique a besoin d'être remise à l'heure quotidiennement. **C'est l'action de la lumière au niveau de l'œil qui permet la synchronisation de l'horloge à la journée de 24 heures.**

Le bon fonctionnement de l'horloge biologique, en particulier sa bonne synchronisation aux 24 heures, est indispensable à l'expression appropriée des fonctions qui gouvernent notre comportement. Par exemple, le sommeil doit survenir la nuit et non le jour et, à l'opposé, nos performances physiques et mentales doivent être optimales la journée et non la nuit.

## *L'horloge biologique est endogène*

Quand un organisme est placé dans des conditions constantes, c'est-à-dire quand il n'est plus soumis aux influences de l'environnement telles que les variations de température, de lumière, etc., les expériences montrent que son horloge biologique continue à fonctionner (voir illustration page 117), mais son rythme (sa période) n'est plus exactement de 24 heures. Elle n'est plus synchronisée par l'environnement. Tout comme une montre, l'horloge prend un peu de retard ou un peu d'avance, selon les individus (selon la période de l'horloge de l'individu). On dit dans ces conditions que l'horloge est en *libre cours*. C'est ce qui se passe chez les aveugles, chez qui l'absence de lumière ne permet pas à l'horloge biologique de se synchroniser aux 24 heures. C'est ce qui permet d'expliquer qu'environ 75 % des aveugles se plaignent de ne pas avoir un sommeil de bonne qualité.

La période de l'horloge biologique chez l'homme est en moyenne très proche de 24 heures (vraisemblablement entre 23 heures 30 et 24 heures 30 pour 90 % de la population).

Il est important de noter que la période de l'horloge est une caractéristique individuelle très précise. Elle ne semble pas varier au cours du vieillissement chez l'homme (Czeisler, 1999). La majorité des individus possèdent une période légèrement supérieure à 24 heures (entre 24 heures et 24 heures 30) ; toutefois, on estime qu'environ 25 % de la population possèdent une période circadienne de moins de 24 heures (entre 23 heures 30 et 24 heures). Bien que la relation ne soit pas nécessairement systématique, les individus qui possèdent une période courte (une horloge rapide) ont tendance à être des couche-tôt alors que les couche-tard ont plutôt une période longue (une horloge plus lente).

## *L'horloge biologique est remise à l'heure par la lumière*

Les organismes ne vivent pas dans des conditions constantes mais sont exposés aux variations rythmiques de l'environnement. Chez les mammifères, c'est la lumière qui est le synchroniseur le plus puissant de l'horloge interne. En présence d'un cycle lumière-obscurité de 24 heures, les animaux nocturnes vont naturellement se synchroniser de manière à être actif durant la nuit, alors que, à l'inverse, la synchronisation de l'horloge biologique des animaux diurnes (homme inclus) va les conduire à être actifs de jour.

D'autres synchroniseurs existent chez les animaux, ils sont moins évidents chez l'homme. On les appelle les synchroniseurs « non photiques » car ils n'impliquent pas de lumière. Par exemple, la prise alimentaire et l'exercice physique ont un effet sur l'horloge humaine mais il est nettement moins important que celui de la lumière. Le synchroniseur non photique le plus étudié et le mieux connu est la mélatonine, son effet est indiscutable (voir illustration ci-dessus). Cette hormone administrée le soir permet par exemple de resynchroniser l'horloge biologique des aveugles.

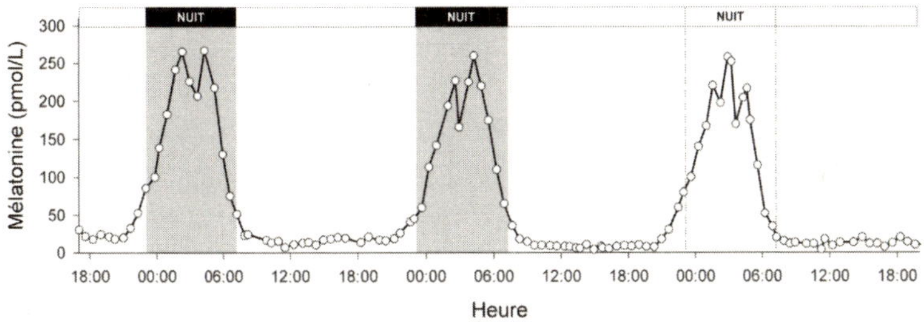


**Sécrétion de l'hormone mélatonine mesurée pendant trois jours chez un jeune homme participant à une étude en laboratoire.** Les concentrations de l'hormone sont très basses durant la journée, elles augmentent peu avant l'heure du coucher, elles sont élevées durant la nuit, puis elles redescendent à des niveaux faibles peu après l'heure du lever. Notez que l'hormone est sécrétée approximativement à la même heure tous les jours. Lors de la troisième nuit, le participant a été maintenu dans des conditions constantes (il est resté éveillé sans être informé de l'heure, la lumière est restée allumée à une faible intensité et la température de la pièce est restée constante). Malgré cela, la sécrétion de l'hormone s'est produite aux heures habituelles. Le rythme de sécrétion de la mélatonine est donc endogène et généré par l'horloge biologique circadienne. Il ne dépend pas des variations rythmiques de l'environnement.

## Qu'appelle-t-on la remise à l'heure de l'horloge biologique ?

Comme nous l'avons évoqué précédemment, la période de l'horloge biologique n'est pas exactement la même chez tous les individus. Pourtant, nous devons tous être synchronisés à la journée de 24 heures. Ainsi, une horloge biologique de période égale à 24 heures 30 doit être avancée de 30 minutes tous les jours pour rester en synchronie avec la journée de 24 heures. À l'inverse, une horloge plus rapide, de période égale à 23 heures 45 par exemple, devra être retardée de 15 minutes pour rester synchronisée.

Comment cela fonctionne-t-il ? C'est grâce aux photorécepteurs de la rétine de l'œil que l'information lumineuse va être transmise à l'horloge biologique. Il faut donc que l'horloge biologique interprète le signal lumineux de manière appropriée, afin de pouvoir produire une avance ou un retard selon ce qui est nécessaire à la remise à l'heure, c'est-à-dire à la synchronisation.

## Comment mesure-t-on l'heure biologique ?

Chez l'homme, l'activité de l'horloge ne peut pas être mesurée directement puisque cette structure se situe au cœur du cerveau. Ainsi, tout comme on fait confiance aux aiguilles d'une montre pour connaître l'heure, on utilise des indicateurs qui nous renseignent sur l'heure de l'horloge biologique interne. L'indicateur de l'heure biologique le plus utilisé est l'hormone mélatonine.

Les niveaux de mélatonine sont élevés pendant la nuit et quasiment inexistants pendant la journée (voir illustration p. 117). La sécrétion de l'hormone débute en moyenne entre une et deux heures avant l'heure du coucher habituel et les niveaux redeviennent très bas à partir de une à deux heures après l'heure du réveil. De ce fait, si l'on mesure la mélatonine chez un individu normal pendant 24 heures (dans des conditions de mesure appropriées, en particulier de lumière faible), les niveaux de mélatonine élevés nous indiqueront à quel moment se situe sa nuit biologique. On dira que l'individu est synchronisé aux 24 heures si sa nuit biologique correspond à la nuit solaire, c'est-à-dire, en l'occurrence, si sa mélatonine est secrétée pendant la nuit et non le jour. Chez un travailleur de nuit, l'heure biologique pourra en revanche être bien différente de l'heure solaire. S'il est bien adapté au travail de nuit, sa journée biologique doit avoir lieu durant la nuit et sa mélatonine devra être sécrétée durant la journée. La journée biologique de cet individu est donc dissociée de la journée solaire.

## *Comment l'horloge biologique est-elle remise à l'heure ?*

**Sécrétion de la mélatonine pendant huit jours chez un individu jeune**. Au début du protocole (jours 1-3), la mélatonine est secrétée durant la nuit. Après une exposition à une lumière de forte intensité en début de nuit (jour 4), le rythme de mélatonine est décalé les jours suivants (jours 5 à 8). L'horloge a été retardée de deux heures par la lumière.

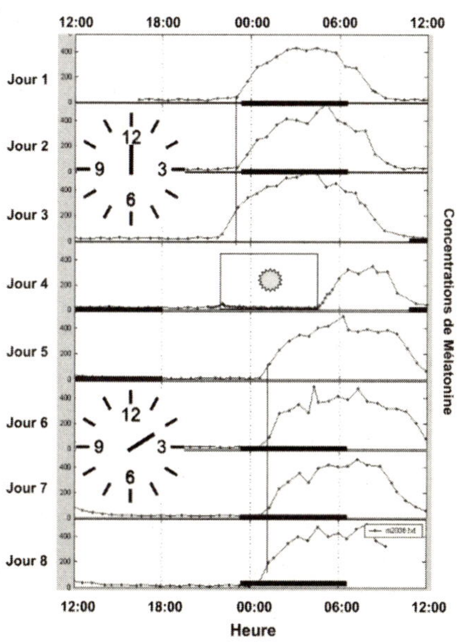


Dans la vie courante, notre horloge est synchronisée aux 24 heures. Si l'on mesure la mélatonine chez un individu normal qui se coucherait par exemple à 23 heures pour se lever à 7 heures, on pourrait observer ce qui est illustré sur la figure de la page 119. Au début de l'étude, on observe que l'hormone est sécrétée dans l'organisme de la même manière d'un jour à l'autre (jours 1 à 3). La sécrétion commence tous les jours approximativement à la même heure (dans cet exemple aux environs de 23 heures). Si l'on expose cet individu à une lumière de forte intensité (10 000 lux, niveau comparable à celui perçu normalement au lever/coucher du soleil) pendant plusieurs heures au début de la nuit (rectangle avec un soleil à l'intérieur le jour 4), l'horloge va être retardée de plusieurs heures. Comme on le voit les jours suivant l'exposition à la lumière (jours 5 à 8), l'heure de début de la sécrétion de l'hormone est retardée jusqu'aux environs de 1 heure du matin. L'horloge a donc été retardée de deux heures par rapport à l'heure d'origine. Ce que nous appelons donc « remise à l'heure de l'horloge biologique » correspond, tout comme pour une montre, à une avance ou à un retard de l'horloge par rapport à son heure précédente.

## *Les effets de la lumière dépendent de plusieurs facteurs*

L'effet de la lumière sur l'horloge dépend de *l'intensité* lumineuse et de sa *durée*. Plus la lumière est intense, et/ou plus la durée est longue, plus l'effet sera important. Dans l'exemple précédent, le retard a été produit avec une durée d'exposition d'environ six heures avec une lumière blanche intense (10 000 lux). Pour une telle durée d'exposition, les intensités lumineuses dépassant 1 000 lux ne produisent pas d'effet supplémentaire notable. La luminosité moyenne d'une pièce à vivre (100-300 lux, voir tableau section lumière) aurait sans doute produit un retard d'environ une heure pour une même durée d'exposition. De ce fait, il faut garder à l'esprit que la course à l'intensité lumineuse ne sert à rien car, au-delà d'un certain niveau, la réponse de l'horloge biologique n'augmente plus. Notons toutefois que les études récentes réalisées sur le terrain font apparaître que les intensités lumineuses auxquelles les personnes sédentaires ou âgées sont exposées au cours de la journée sont relativement modérées (sans doute trop faibles pour un grand nombre) et que, dans certains cas, **une insuffisance de lumière peut conduire aux troubles de l'humeur ou de la synchronisation de l'horloge** dont nous parlerons plus loin. L'horloge ne peut être correctement synchronisée que si les niveaux lumineux reçus au cours de la journée sont suffisants en durée et en intensité.

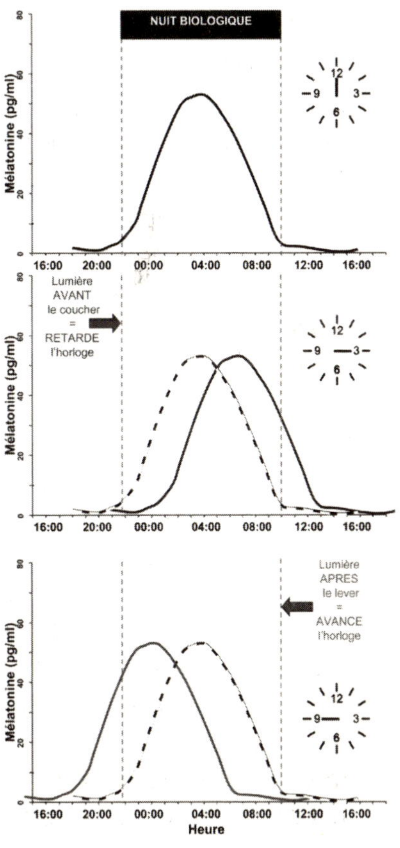


**Remise à l'heure de l'horloge par la lumière.** En haut : l'hormone mélatonine est normalement sécrétée de nuit chez un individu bien synchronisé aux 24 heures. Au milieu : la lumière à laquelle nous sommes exposés le soir a pour effet de retarder l'horloge, la sécrétion de la mélatonine se produisant plus tard le lendemain (ici trois heures plus tard). En bas : à l'opposé, une exposition à la lumière le matin produit une avance de l'horloge, la mélatonine est libérée dans l'organisme plus tôt le lendemain (ici trois heures plus tôt).

L'effet de la lumière dépend aussi de la *couleur* utilisée (la *longueur d'onde*, voir section lumière en début de chapitre). Une lumière monochromatique bleue (longueur d'onde de 480 nm) peut être aussi efficace qu'une lumière fluorescente blanche 100 fois plus intense (comportant 100 fois plus de photons). Comme nous l'avons vu dans la section précédente sur les photorécepteurs, cette propriété repose sur la sensibilité des cellules ganglionnaires à mélanopsine, qui sont les photorécepteurs de la voie non visuelle. Ces récepteurs sont sujets à de nombreuses recherches à l'heure actuelle (dont certaines dans notre laboratoire) afin de pouvoir développer des méthodes de traitement de certaines troubles biologiques plus efficaces et plus rapides que les méthodes actuelles utilisant des lumières blanches. Les autres photorécepteurs (cônes et bâtonnets) sont aussi impliqués dans la synchronisation de l'horloge. Il ne faut donc pas exclure l'influence des lumières d'autres couleurs.

Enfin, l'effet de la lumière dépend aussi de l'heure (voir illustration page 121). En moyenne, la lumière à laquelle nous sommes exposés le soir et en début de nuit (entre 18 heures et 6 heures du matin) a pour effet de retarder notre horloge, alors que la lumière reçue en fin de nuit et le matin (entre 6 heures du matin et 18 heures) a l'effet inverse d'avancer l'horloge. C'est en fin d'après-midi (18 heures en moyenne) que l'horloge est la moins sensible à la lumière et c'est peu avant le coucher et peu après le lever qu'elle l'est le plus. C'est donc l'effet de lumière que nous recevons tout au long des 24 heures qui nous permet, par le biais d'une remise à l'heure, de rester synchronisés à la journée de 24 heures, bien que la période interne de l'horloge soit sensiblement plus courte ou plus longue que 24 heures.

## Principes de la photothérapie et méthodes de traitement de la dépression saisonnière

« *Le traitement consiste à s'exposer à la lumière de lampes de haute intensité, à des heures précises et de façon quotidienne.* »

Les troubles du sommeil et des rythmes biologiques sont observés dans de nombreuses pathologies ou situations de la vie courante dans lesquelles les conditions lumineuses sont inadaptées à la synchronisation de l'horloge biologique.

Il est maintenant évident que la lumière est efficace pour manipuler l'horloge biologique et traiter les troubles chronobiologiques. Son efficacité est reconnue internationalement. En outre, l'avantage majeur de la photothérapie sur les médicaments est qu'il n'existe pas ou peu d'effets secondaires ni de phénomène d'accoutumance au traitement, et que son coût est très modéré (bien moins cher qu'un traitement antidépresseur classique, et virtuellement gratuit si l'on utilise la lumière du jour).

Malgré cette efficacité incontestable et son utilisation courante aux États-Unis et dans certains pays européens (Suisse, Allemagne), cette approche thérapeutique n'est pas encore suffisamment répandue en France. La méconnaissance de la photothérapie par les cliniciens – elle est connue du grand public car la presse s'y intéresse – tient à deux raisons principales :

– la chronobiologie et les principes sur lesquels la photothérapie repose ne sont pas enseignés en France durant les études médicales ;

– ni les sociétés pharmaceutiques ni les visiteurs médicaux n'ont intérêt à en faire la publicité !

Les pathologies pour lesquelles la photothérapie est reconnue comme un traitement efficace sont le trouble affectif saisonnier (ainsi que d'autres formes de dépressions) et les troubles du rythme circadien du sommeil.

Ces affections du rythme circadien du sommeil se répartissent essentiellement en cinq troubles : les troubles de type avance de phase et retard de phase, de type libre cours, les troubles du travail posté et du décalage horaire.

**Dans tous les cas, les mécanismes biologiques de la photothérapie relèvent de l'action de la lumière (les photons) sur l'horloge biologique.**

Mais il n'y a pas que la psychiatrie et la médecine du sommeil pour tirer parti de la lumière. La photothérapie a fait la preuve de son efficacité dans le traitement d'autres maladies. Elle est d'utilisation courante en dermatologie pour soigner l'acné et le psoriasis, en pédiatrie pour traiter la jaunisse du nourrisson, ou encore dans certaines pathologies oculaires (dégénérescence maculaire liée à l'âge).

L'objectif du traitement par photothérapie, repose sur les principes de la chronobiologie, selon lesquels il est possible d'agir sur l'horloge biologique avec des expositions à la lumière de forte intensité. Les effets sont dépendants de l'intensité lumineuse, de la durée et de l'heure de l'exposition. Il est donc impératif que le traitement ait lieu tous les jours, à l'heure préconisée et à la dose prescrite (en intensité et durée). Certains patients auront des difficultés à se réveiller à l'heure prévue. Ils retarderont l'heure de la photothérapie ou « sauteront » une exposition en pensant que cela n'est pas bien grave. Dans la plupart des cas, le traitement perdra de son efficacité. Si l'objectif est par exemple d'avancer l'horloge biologique (traitement du syndrome de retard de phase), l'omission d'un ou plusieurs jours de traitement conduira l'horloge à prendre à nouveau du retard et à perdre le bénéfice des journées de traitement précédentes.

Souvent, dans les services hospitaliers, le médecin demande à son patient de remplir un agenda de sommeil, ce qui lui permet d'estimer si le traitement est bien suivi (ce qu'on appelle la « compliance ») et d'évaluer l'impact de la photothérapie sur le cycle veille-sommeil (voir agenda de sommeil en annexe). C'est particulièrement important dans le cadre d'un traitement au domicile du patient, où de nombreux échecs sont liés à un mauvais suivi des horaires et/ou durées du traitement.

Les recommandations actuelles sont une exposition quotidienne de **trente à soixante minutes** à une lumière de forte intensité (**10 000 lux au niveau des yeux**), **au réveil** à un horaire adapté au patient (voir le tableau page 133), pendant **trois à cinq semaines** ou plus si nécéssaire.

## Où se pratique la photothérapie ?

La photothérapie est proposée par quelques centres de sommeil et services de psychiatrie. Le traitement se déroule dans le service hospitalier ou au domicile du patient. Si le choix se porte sur le centre hospitalier, les patients s'y rendent tous les jours durant toute la période du traitement. Si la prise en charge s'effectue à domicile, des lampes spécialisées peuvent être prêtées par le centre ou achetées par le patient. Certaines des lampes spécialisées vendues dans le commerce possèdent les mêmes vertus thérapeutiques que celles utilisées à l'hôpital. Reste l'obstacle de leur prix – entre 150 et 200 euros – et leur absence de remboursement par les caisses de la Sécurité sociale en France.

**La photothérapie est un traitement médical qui doit être prescrit de manière précise (les heures de traitements sont adaptées au patient) et doit faire l'objet d'un suivi. Avant tout, il doit être proposé à bon escient. Seul un clinicien est en mesure d'affirmer si les symptômes sont ceux d'un trouble affectif saisonnier ou d'un trouble du rythme circadien du sommeil. Faute d'un diagnostic adapté, cette nouvelle ressource thérapeutique risque de n'apporter que des désillusions.**

## Quelle lampe choisir ?

Plusieurs types de lampes sont en vente dans le commerce. On en trouve sur Internet, dans la grande distribution, les commerces de bien-être et dans certaines pharmacies. Il en existe de plusieurs types, mais toutes n'ont pas la même efficacité. Comme tous les appareils disponibles n'ont pas été évalués cliniquement, ils ne peuvent pas être classés ou listés en fonction de leur efficacité. Quel que soit le système utilisé, comme tout traitement médical, la photothérapie ne sera pleinement efficace que dans le cadre d'un protocole de traitement précis, adapté et suivi rigoureusement.

La lampe de photothérapie doit être considérée comme un médicament. Ses résultats thérapeutiques sont le fruit d'une chaîne de réactions biologiques, dont la modulation de certains neurotransmetteurs du cerveau. Ce n'est pas un gadget : il faut la considérer avec tout le sérieux qu'elle mérite. Ce ne sera pas un objet décoratif.

Dans l'une des premières revues de littérature consacrée à la photothérapie, le Pr Raymond Lam[1], de l'université

1. Tam E.M., Lam R.W., Levitt A.J. : « Treatment of seasonal affective disorder : a review », *Can J Psychiatry*. 1995 Oct ; 40 (8) : 457-66.

de Vancouver au Canada, raconte qu'aux premiers temps de la photothérapie les lampes diffusaient 2 500 lux (le lux est l'unité de mesure de la lumière). Les essais les plus récents utilisent des lampes capables de diffuser 10 000 lux. À titre de comparaison, un bureau standard éclairé par des néons ou par des spots reçoit environ 500 à 700 lux. Les 10 000 lux conseillés correspondent à la lumière que vous pouvez recevoir un jour de grand beau temps au lever ou au coucher du soleil. La photothérapie nécessite donc une lampe puissante.

La lumière diffusée par les lampes médicales et par les lampes d'éclairage est différente. Seules les lampes médicales offrent la sécurité et l'efficacité d'une photothérapie.

**La plupart des lampes d'éclairage sont à incandescence ou à halogène. La présence directe de ce type de lampe risque de blesser les yeux de l'utilisateur** en raison d'une lumière trop focalisée sur un point et d'une intensité trop puissante et non maîtrisée. En outre, elles dégagent une forte chaleur. C'est pourquoi les équipes de recherche (et les fabricants de lampes de photothérapie) ont préféré les lampes à fluorescence. Elles diffusent une lumière stable, contrôlable et sans danger.

Pour répondre d'emblée à une question fréquente, les lampes de photothérapie filtrent les UV (rayonnement ultraviolet). Elles ne permettent pas de bronzer. Les lunettes de soleil ne sont d'aucune utilité. Elles s'avèrent même contre-productives puisque l'objectif est ici de moduler les rythmes biologiques au travers d'un impact sur les cellules de la rétine.

En principe, les lampes de photothérapie produisent peu de chaleur. Elles préservent ainsi les patients d'une sécheresse de la peau et de l'œil.

## Les sources de lumière

### Les panneaux lumineux

La photothérapie permet de pallier le manque de lumière. La lumière naturelle nous entoure, nous enveloppe et nous donne une sensation de bien-être. Le patient doit ressentir au moins en partie cette sensation. C'est une des raisons pour lesquelles les lampes de petite taille ne sont pas recommandées. Une autre raison est d'exposer à la lumière la plus grande surface possible de la rétine. Une bonne lampe ressemble un peu au négatoscope du radiologue : au moins 40 cm de largeur sur 30 cm de hauteur. La plupart des études qui ont démontré l'efficacité de la photothérapie ont été réalisées avec des panneaux lumineux (*light box* en anglais, pour boîte lumineuse) de forte puissance, délivrant environ 10 000 lux au niveau de l'œil du sujet. On trouve maintenant ces systèmes dans le commerce et ils sont efficaces à partir du moment où ils respectent un certain nombre de critères techniques et de qualité (en particulier la directive européenne 93/42/CEE du 14 juin 1993 relative aux dispositifs médicaux). Les panneaux lumineux à lumière blanche sont les systèmes actuellement recommandés, compte tenu de leur surface d'émission et de leur puissance lumineuse. Le panneau lumineux doit être placé à environ 30 cm des yeux du patient, dans la direction du regard – mais sans obligation de fixer la lampe (on peut lire, regarder la télévision, travailler ou prendre son repas en même temps) – et délivrer entre 5 000 et 10 000 lux au niveau de l'œil. Pour le traitement du trouble affectif saisonnier, le patient pourra par exemple placer son panneau lumineux sur la table pendant son petit déjeuner et ainsi bénéficier du traitement sans (trop de) contrainte(s).

Cette notion de contrainte est assez présente au cours des premiers jours du traitement. Par la suite, les patients trouvent des stratégies pour utiliser au mieux ce surcroît de temps disponible. Certains passent leurs coups de téléphone et avancent leur travail de la journée, d'autres en profitent pour méditer et profiter pleinement d'une période de tranquillité qui nous manque si souvent dans le courant de la journée. À l'inverse, certains perfectionnistes du bien-être placent leur lampe devant leur vélo d'appartement pour allier sport et photothérapie, tentant de rentabiliser au mieux cet espace-temps.

## Les autres sources de lumière : casques, lunettes, simulateurs d'aube, lumière de couleur

En dehors des panneaux lumineux standard, on trouve aussi des systèmes plus petits et plus légers. Certains émettent des lumières blanches, d'autres des lumières vertes ou bleues. On trouve aussi certains systèmes sous forme de casques ou de lunettes. Les lunettes de photothérapie ressemblent à des visières où l'on aurait inclus des lampes à fluorescence et un système de piles les rendant autonomes. Leur principal avantage est bien sûr la mobilité. Ces nouveaux systèmes n'ont pour la plupart pas encore été évalués cliniquement ; ceux qui l'ont été n'ont pas encore démontré d'efficacité dans le traitement des affections qui font l'objet de ce livre (dépression saisonnière ou trouble des rythmes). Par ailleurs, nous disposons actuellement de bien peu d'études comparant ces visières aux panneaux lumineux délivrant une lumière blanche. La plupart des études effectuées ne montrent pas un effet des lunettes de photothérapie supérieur à celui du placebo. Enfin, en particulier pour les systèmes délivrant des lumières bleues, leur innocuité sur la santé (sur l'œil en particulier) n'a pas encore été démontrée. Il faut donc rester très prudent avec ces nouveaux systèmes, séduisants mais pas nécessairement efficaces ni inoffensifs.

On trouve aussi maintenant dans le commerce des « simulateurs de l'aube », couplés la plupart du temps à un réveille-matin. Ces appareils produisent une lumière dont l'intensité augmente progressivement jusqu'à atteindre des niveaux de 200 à 400 lux au moment du réveil. La plupart des simulateurs proposent plusieurs réglages permettant une intensification de la lumière pendant quinze à trente minutes. Ces systèmes reposent sur une vieille idée : quand on se réveille sous une bonne lumière, la journée commence sous de meilleurs auspices. Comme on l'a vu, les intensités lumineuses proposées par les simulateurs de l'aube sont bien loin de celles qui ont prouvé leur efficacité dans le traitement du TAS. Les fabricants affirment qu'ils pourraient être utilisés afin de favoriser un réveil de meilleure qualité, en particulier chez les lève-tard ou ceux qui présentent des difficultés de réveil. Les rares études menées sur ce sujet suggèrent que certains individus sont sensibles à ces systèmes alors que d'autres n'y voient aucun effet positif. Des études scientifiques bien menées sont nécessaires afin de pouvoir estimer l'intérêt clinique de ces appareils.

En conclusion, en l'état actuel des connaissances, seul le panneau de photothérapie est conseillé dans le traitement des troubles affectifs saisonniers.

## Et la lumière naturelle ?

Chacun d'entre nous a pu constater qu'une promenade menée à un pas énergique durant une belle matinée d'hiver pouvait avoir un effet très positif sur notre humeur de la journée. Nous pourrions en déduire que la lumière naturelle pourrait aussi être proposée dans le traitement de la dépression saisonnière ou des troubles du rythme circadien du sommeil. De façon anecdotique, certains patients témoignent de l'effet thérapeutique d'une promenade matinale de 60 minutes au réveil. Comme la luminosité atteint 10 000 lux au lever du jour les jours de ciel dégagé, il serait tentant de remplacer une séance de photothérapie par une exposition à cette lumière naturelle. Pourquoi pas ? Mais ça ne peut être que très épisodique. Par ciel couvert (ou par temps de pluie), l'intensité lumineuse sera bien trop faible. En hiver, c'est-à-dire au moment où la dépression saisonnière s'installe, le soleil n'est pas levé à l'heure où la photothérapie doit être appliquée (par exemple à 6 ou 7 heures du matin) ! Attendre le lever du jour pour pouvoir utiliser la lumière naturelle rendra le traitement inefficace car appliqué trop tard. Les limites de la lumière naturelle sont donc liées au caractère naturel de cette lumière !

Quelques patients très fortunés ont trouvé la solution. Ils quittent nos latitudes en hiver : il est évident qu'un mois de vacances sous l'équateur en hiver permettra de bénéficier de conditions lumineuses idéales !

## Déterminer les bonnes conditions

### Définir la bonne intensité lumineuse

Plus l'intensité délivrée va être importante et plus la durée d'exposition va pouvoir être courte. Les études s'accordent pour dire que 10 000 lux délivrés durant trente minutes sont efficaces pour traiter les troubles affectifs saisonniers. Certains patients supportent mal cette intensité lumineuse. Qu'ils ne renoncent pas pour autant à ce traitement : ils peuvent réduire l'intensité lumineuse perçue en s'éloignant à 50-60 cm de la lampe (certains appareils du commerce sont équipés d'un variateur), mais ils devront augmenter la durée de leur exposition. Ainsi, les 10 000 lux durant trente minutes deviendront 5 000 lux durant soixante minutes. Il est tout à fait envisageable d'arriver progressivement, pendant quelques jours, à la bonne puissance : commencez par des intensités supportables et augmentez régulièrement la luminosité jusqu'à obtenir 10 000 lux.

## Le bon endroit et la bonne position

La lumière ne doit pas nécessairement arriver directement dans les yeux. L'éblouissement n'est d'aucun intérêt dans la réussite du traitement. Les lampes se posent pour la plupart d'entre elles sur une table et s'orientent de façon à ce que le patient puisse avoir une activité durant la période d'exposition (lire, manger, travailler, passer un coup de téléphone, etc.). Les yeux seront à environ 30 cm de la source lumineuse.

*Julie, une jeune patiente de 25 ans, se sentait si fatiguée et si handicapée par sa dépression qu'elle était impatiente de l'affronter. Elle s'était établie un programme intensif où elle se collait littéralement devant sa lampe durant une heure tous les matins. Les effets positifs se sont rapidement manifestés, mais ils se sont maintenus lorsque nous avons décidé de revenir à une pratique plus tranquille de la photothérapie : trente minutes par jour à 30 cm de distance.*

## Le bon moment

C'est une question qui a fait couler beaucoup d'encre. Mais désormais cette encre est sèche et les méta-analyses donnent une réponse simple : le matin, tôt si possible. Dans la plupart des cas, il faudra débuter la photothérapie un peu plus tôt que l'heure habituelle du lever. Par exemple, pour un chronotype intermédiaire (score entre 42 et 58 au questionnaire de chronotype de Horne et Ostberg), même si le lever naturel est à 7 heures, il est conseillé de débuter la photothérapie à 6 h 30. Habituellement, les premiers effets bénéfiques apparaissent dans la première semaine de traitement. Si au bout de ce délai l'amélioration n'est pas au rendez-vous, les médecins proposent de modifier l'horaire d'exposition…

**Timing de la photothérapie de la dépression saisonnière.** Basé sur le score au questionnaire de Horne et Ostberg (M. Terman, *Principles and Practice of Sleep Medicine*, 2005. Ce questionnaire de chronotype est donné en Annexes de cet ouvrage). L'exposition est ici de 10 000 lux pendant trente minutes.

| **Score au questionnaire H & O** | **Heure de début de la photothérapie** |
| --- | --- |
| 16-18 | 8h 45 |
| 19-22 | 8h 30 |
| 23-26 | 8h 15 |
| 27-30 | 8h 00 |
| 31-34 | 7h 45 |
| 35-38 | 7h 30 |
| 39-41 | 7h 15 |
| 42-45 | 7h 00 |
| 46-49 | 6h 45 |
| 50-53 | 6h 30 |
| 54-57 | 6h 15 |
| 58-61 | 6h 00 |
| 62-65 | 5h 45 |
| 66-68 | 5h 30 |
| 69-72 | 5h 15 |
| 73-76 | 5h 00 |
| 77-80 | 4h 45 |
| 81-84 | 4h 30 |
| 85-86 | 4h 15 |

Le traitement doit absolument être adapté au chronotype du patient pour optimiser son efficacité, un patient de type matinal devant être exposé plus tôt qu'un patient du soir. Il faut comprendre que le traitement vise à affecter l'horloge biologique et que l'horaire du traitement repose sur l'heure biologique du patient (différente selon les individus) et non pas l'heure de la montre (la même pour tout le monde). Ce point est très important puisqu'il a été montré qu'une photothérapie donnée environ huit heures et demie après le début de la sécrétion de la mélatonine est deux fois plus efficace que si elle est donnée deux heures plus tard (taux de rémission de 80 % au lieu de 38 %). Malheureusement, il n'existe pas encore de moyen permettant de connaître l'heure biologique interne de chacun. On peut toutefois utiliser une estimation qui se fonde sur le chronotype de l'individu d'après ses habitudes de sommeil. Le questionnaire de Horne et Ostberg (voir en annexe page 213) est un questionnaire validé qui permet de donner la photothérapie à l'heure biologique la plus adéquate (voir le tableau page 133). Son utilisation permet d'adapter l'heure du traitement au chronotype de chaque individu et d'augmenter ainsi considérablement les chances de succès.

L'angoisse à la fin du jour peut prendre de nombreuses formes mais l'une des plus fréquentes se traduit par un besoin d'alcool. Georges était un travailleur du bâtiment qui au départ était venu consulter pour une prise en charge de son alcoolisme, à la demande pressante de son médecin du travail. L'entretien révéla que cette consommation excessive se produisait surtout en hiver, et en particulier en fin de journée. En creusant un peu la question, les critères diagnostiques d'un trouble affectif saisonnier furent réunis.

*Georges ne fut pas facile à convaincre mais il finit par accepter d'entrer dans un programme de traitement. La pratique de la photothérapie matinale se solda par un échec. Un mois plus tard, la fatigue était toujours présente et à la consommation excessive d'alcool s'étaient même ajoutées des crises de boulimie d'aliments sucrés. Au cours de cette consultation, l'épouse de Georges avait insisté pour l'accompagner, afin de témoigner de l'aggravation récente des troubles. Elle accusait le traitement d'avoir rendu son mari plus agressif et plus déprimé. Ce fut peut-être une chance, car Georges décida de s'impliquer plus encore dans sa prise en charge. La séance se poursuivit dans une collaboration plus étroite où chacun des protagonistes proposait une idée pour sortir du problème. En fin de compte, ce fut Georges lui-même qui trouva la bonne solution : il proposa de tenter d'adjoindre à sa séance matinale une séance de fin d'après-midi, vers 17 h 30. Peu à peu, ses crises de boulimie disparurent. La réduction de ses angoisses lui permit de trouver la motivation pour consulter dans un service d'alcoologie.*

## Premiers effets bénéfiques : leur délai d'apparition

Il est rare en psychiatrie d'observer les mêmes séquences dans l'évolution de nos patients. Mais il y a des exceptions : les patients prononcent presque toujours les mêmes phrases lorsqu'ils signalent l'apparition des premiers effets positifs de la lumière : « Je suis moins fatigué, j'ai l'impression d'avoir retrouvé mon énergie, je suis à nouveau en forme. » Il est bien plus rare d'entendre un patient souffrant de TAS dire qu'il avait constaté une amélioration de son état par la réduction de son anxiété ou de sa tristesse. C'est donc d'abord et avant tout par une réduction significative du ralentissement physique que nous constatons le début de l'action du traitement. Suit alors régulièrement une récupération dans les autres domaines. La mémoire et l'attention retrouvent progressivement leur état antérieur (conséquence de la réduction du ralentissement psychique, aspect du TAS sur lequel les effets de la lumière sont parmi les plus impressionnants), l'appétit se régularise un peu plus tard avec l'amélioration de l'humeur.

Il ne faut pas cependant se bercer de l'illusion du miracle. Pour certaines patientes comme Martine, le bénéfice apparut comme une évidence, comme elle le raconte si bien : « Je n'ai pas retrouvé tout de suite mon état d'avant. Mais j'ai eu l'impression que j'avais un accélérateur dans la tête ; un peu comme si j'avais pris un puissant stimulant. » Pour la plupart des patients, c'est en revoyant le contenu de leurs journées durant la période écoulée entre deux consultations que l'évidence se fait. « En effet, quand j'y pense, je m'aperçois que je n'ai pas bâillé une seule fois au cours de la dernière semaine. » « Effectivement, j'ai travaillé sans lever le nez tous les jours, toute cette dernière semaine. » « Je ne m'en étais pas rendu compte, mais mon mari m'a dit qu'il avait remarqué que je ne m'étais pas plainte une seule fois de ma fatigue au cours de ces derniers jours. »

C'est donc *a posteriori* que l'on constate les plus grands changements. Les patients ne se lèvent pas un beau matin en disant : « Ça y est, je suis guéri ! » C'est progressivement, symptôme après symptôme, que les choses rentrent dans l'ordre.

Il faut compter au moins quatre à cinq jours pour observer les premières améliorations, mais il existe une grande variation en fonction des patients, de leur sexe, de leur âge, de leur personnalité. Parfois, il faut attendre deux semaines, voire plus, comme avec les autres stratégies antidépressives.

Si les effets bénéfiques n'apparaissent pas au cours des deux premières semaines, il faut d'abord et avant tout vérifier que les critères d'exposition sont respectés : le bon horaire, la durée quotidienne minimale de trente minutes, la distance par rapport à la lampe, la bonne orientation de la lampe ou encore la bonne intensité lumineuse.

## La conduite du traitement

Le traitement par la lumière doit débuter le plus tôt possible dans l'année, dès l'apparition des premiers symptômes. Parfois, c'est déjà vers la fin de l'été et même au mois d'août. Une fois les premiers effets positifs obtenus, il faut souvent attendre encore quelques semaines pour observer l'effet maximal de la lumière. Comme il s'agit d'un traitement suspensif et non curatif, les patients devront s'exposer durant tout l'hiver, jusqu'à l'arrivée du printemps.

La question centrale devient alors celle de l'**observance**. Les débuts des expositions se font dans l'enthousiasme, d'autant que les effets sont très significatifs. Les suites sont plus délicates : la fin des grasses matinées, la nécessité d'emporter avec soi le matériel si l'on part en vacances ou en week-end, le sentiment de perdre son temps ou encore l'impression que le trouble est guéri entraînent des entorses au traitement. Est-il possible de ne pas s'exposer tous les jours ? Il n'existe pas de réponse absolue mais c'est fortement déconseillé.

L'observance est un problème central en médecine. Elle a fait l'objet de dizaines de colloques, d'articles d'ouvrages, de textes de recommandations. Au final, quelques règles et quelques enseignements trouvent une application quotidienne.

La qualité de la relation avec votre médecin est un élément déterminant. Même si vous ne le consultez pas souvent, parlez-lui de vos difficultés, faites le point ensemble de vos progrès, de vos hésitations, de vos soucis : vous formez avec lui une équipe dont la solidité sera la garante d'une réussite thérapeutique.

Le soutien de la famille est tout aussi déterminant. Le TAS est une affection chronique : il faut s'en faire une raison pour mieux le combattre et s'adapter. Et plus on est soutenu, plus on se sent fort. Faites part de vos résolutions à votre entourage, n'hésitez pas à lui demander son soutien, faites-lui lire les parties de ce livre qui lui sont consacrées.

Enfin, sur le plan personnel, pour maintenir une bonne observance, le mieux est d'intégrer l'exposition à la lumière dans ses habitudes de vie, d'en faire un rituel et de l'associer à d'autres activités (lire son journal ou écouter la radio, prendre son petit déjeuner, discuter avec sa famille, etc.).

## Recommandations techniques

Les recommandations actuelles pour les lampes de photothérapie sont les suivantes :

- une lumière blanche (couleur de température de ~4000 kelvin. Le kelvin est l'unité utilisée pour exprimer la température d'une source lumineuse) ;
- une intensité lumineuse entre 5 000 et 10 000 lux au niveau des yeux du patient (à 30 cm) ;
- une lumière non scintillante ;
- la lampe doit posséder un filtre à ultraviolets (les UV sont nocifs pour la peau et la rétine) et ne pas contenir d'infrarouges (attention, les lumières halogènes en produisent) ;
- une surface d'éclairement suffisante (plus la surface d'émission est grande et plus la surface de la rétine éclairée sera grande). Les recommandations portent sur une surface minimale de 74 $cm^2$ ;

• les lampes **certifiées CE médical** (**UL C-UL** aux États-Unis) offrent une meilleure garantie de sécurité technique (elles ne garantissent pas une meilleure efficacité clinique).

## Précautions d'emploi, effets secondaires

Comme tous les traitements actifs, la photothérapie présente quelques contre-indications et peut entraîner des effets secondaires (ils sont rares).

Nous recommandons de consulter son médecin dès qu'il s'agit d'entreprendre un traitement, quel qu'il soit. C'est une évidence lorsqu'il s'agit de dépression, et plus encore si le patient présente des antécédents d'agitation, d'irritabilité ou d'euphorie un peu étranges.

Tous les traitements antidépresseurs efficaces peuvent déclencher, chez des patients prédisposés au trouble bipolaire, des états maniaques ou hypomaniaques. Ces états peuvent être définis comme l'inverse de la dépression : agitation au lieu de ralentissement, parfois euphorie à la place de la tristesse. Cette inversion de l'humeur est un phénomène rare mais bien réel. Le patient, qui était apathique, épuisé, en plainte constante, vire du jour au lendemain dans un état proche du toxicomane qui aurait ingéré une substance psychoactive comme de la cocaïne : il se sent plein d'énergie, son débit verbal s'accélère, son discours compte de nombreux coq-à-l'âne, les projets s'enchaînent à grande vitesse et nous percevons une violence difficilement contenue. Bref, tout a changé : après avoir été « trop bas », le patient devient « trop haut ».

Sur le plan ophtalmologique, la lumière émise par la lampe de photothérapie ne crée pas de lésions. Toutefois, un examen oculaire est conseillé afin d'évaluer l'innocuité d'une exposition à la lumière chez les patients atteints d'une maladie de l'œil (glaucome, dégénérescence rétinienne, conjonctivites, kératites, etc.). De même, les individus particulièrement sensibles à la lumière (sujets photophobes, malvoyants, etc.) peuvent ne pas supporter l'intensité lumineuse du traitement. Les patients souffrant de cataracte ne la supporteront que difficilement en raison de l'intensité de la source lumineuse. En pratique, très peu de thérapeutes adressent leurs patients chez l'ophtalmologue avant d'entreprendre une photothérapie, ce qui montre bien la rareté du problème. Certaines maladies de la rétine comme la rétinite pigmentaire ou la dégénérescence maculaire peuvent représenter des contre-indications. Les patients prendront l'avis de leur spécialiste.

L'innocuité de la photothérapie apparaît encore plus nettement lorsque l'on sait que même les femmes enceintes ou qui allaitent peuvent la pratiquer sans danger. C'est d'ailleurs parfois une stratégie alternative chez les femmes enceintes déprimées sous traitement antidépresseur et qui ne peuvent que difficilement s'en passer.

La plupart des effets secondaires se gèrent sans trop de difficultés. Les maux de tête (céphalées) et les nausées sont avant tout présents en début de traitement. Pour y remédier, il suffit de réduire la durée d'exposition et/ou de s'éloigner un peu de la lampe dans un premier temps. Par exemple, ne s'exposer que quinze ou vingt minutes chaque jour en se mettant à 40 cm de la source lumineuse la première semaine. Par la suite, il faudra augmenter progressivement la durée des séances et se rapprocher de la lampe pour revenir aux règles habituelles.

Le sommeil peut être perturbé : c'est la conséquence de l'effet stimulant du traitement. Pour y remédier, la première attitude est de s'exposer à la lumière plus tôt le matin. La durée de sommeil totale est réduite, ce qui entraîne une « concentration de sommeil ». Bien que plus court, ce sommeil devient plus réparateur.

Enfin, les lumières de courtes longueurs d'onde peuvent interagir avec des médicaments photosensibles, tels que certains antidépresseurs, antipsychotiques, anti-arythmiques et antibiotiques (par exemple, la tétracycline utilisée dans le traitement de l'acné). Dans ces situations, ils pourraient induire une pathologie de la rétine.

Il est donc conseillé à tout nouveau patient de consulter son médecin traitant ou spécialiste afin d'évaluer les risques et contre-indications possibles de la photothérapie.

## Le coût de la photothérapie

Comme nous l'avons déjà évoqué, il faut prévoir une consultation chez son généraliste qui pourra éventuellement orienter vers un spécialiste du sommeil ou un psychiatre, si nécessaire.

Les panneaux lumineux peuvent être loués (environ 50 euros par mois) ou achetés dans le commerce entre 150 et 250 euros selon le modèle. Ils peuvent être utilisés pendant plusieurs années, ce qui est généralement nécessaire dans le cas de la dépression saisonnière et des troubles du rythme circadien du sommeil. En effet, on traite des symptômes en agissant sur l'horloge biologique, mais l'origine endogène du trouble fait généralement resurgir les symptômes après quelques semaines ou quelques mois (troubles du rythme circadien du sommeil), ou bien tous les hivers (trouble affectif saisonnier de type hivernal). Dans la plupart des cas, le traitement par photothérapie va éviter des consultations répétées chez le généraliste et le spécialiste (psychiatre, par exemple) et réduire, voire supprimer le coût des traitements hypnotiques et antidépresseurs classiques.

**Tableau récapitulant les phases du traitement par la lumière**

| Périodes | Actions thérapeutiques | Problèmes soulevés | Solutions possibles |
|---|---|---|---|
| Semaine précédant le début de la photothérapie | | L'achat de la lampe | Une liste des magasins et sites internet est disponible à la fin de ce guide |
| S1/S2 | Premiers effets sur la récupération d'énergie | Excitation éventuelle, problèmes de sommeil | Recherche de détente, éventuellement tranquillisants (voir chapitre médicaments) |
| S3-S6 | Pleine récupération sur l'envie, l'anxiété, la tristesse<br>Réduction des crises de boulimie | Accepter le traitement | En parler autour de soi<br>Prendre des habitudes |
| S6, fin de l'hiver | Stabilisation de l'humeur | Observance du traitement | Alliance avec son thérapeute<br>Soutien de l'entourage |

**Efficacité et réalité de la photothérapie de la dépression au niveau international**

Le Comité international d'évaluation des chronothérapeutiques, récemment constitué par l'International Society for Affective Disorders (ISAD), a rendu en 2005 un rapport sur l'utilisation de la photothérapie dans les troubles dépressifs saisonniers. (Wirz, Justice *et al.* 2005). Ce rapport repose sur l'analyse de l'ensemble des études cliniques effectuées depuis 1966 ayant utilisé la photothérapie, incluant la méta-analyse Cochrane publiée en 2005. Le comité conclut que la photothérapie est efficace contre la dépression majeure, et donc pas seulement contre la dépression saisonnière. Le rapport précise que l'efficacité de la photothérapie va au-delà de la dépression saisonnière. Elle a été testée avec succès dans le traitement des dépressions prémenstruelles et des dépressions de la grossesse, de la boulimie (*bulimia nervosa*), de la démence de la maladie d'Alzheimer et dans certaines dépressions chroniques résistantes aux médicaments traditionnels. En tant qu'adjuvant des traitements classiques, la photothérapie matinale accélère et potentialise la réponse antidépressive. La photothérapie montre des bénéfices même chez les patients atteints de dépression chronique depuis deux ans et plus. Elle apparaît bien supérieure à la faible efficacité des traitements pharmacologiques classiques.

Une étude multicentrique canadienne publiée en 2006[1] a comparé l'efficacité de la photothérapie à celle de l'antidépresseur largement utilisé de nos jours, la fluoxétine. L'étude montre que la photothérapie présente une réponse plus rapide, des effets secondaires moins nombreux, et surtout une efficacité équivalente à celle de la fluoxétine. Compte tenu de son efficacité et de son manque d'effets secondaires, les auteurs suggèrent que la photothérapie devrait être proposée comme traitement de première intention dans le cas de la dépression saisonnière.

1. R.W. Lam *et al.* : « *The CAN-SAD Study* », *Am. J. Psychiatry*. 2006 ; 163 : 805-12.

## Témoignages

Éva est une femme célibataire de 42 ans. Ses fluctuations saisonnières ont débuté dans les suites d'un premier épisode dépressif majeur en été. Elle s'était rendue dans un pays à risque de paludisme et, précautionneuse, elle avait entrepris un traitement préventif. Malheureusement, certains de ces médicaments peuvent précipiter une dépression et c'est ce qui s'est produit. Durant les hivers suivants, elle avait régulièrement consulté son médecin de famille qui lui avait prescrit des antidépresseurs jusqu'à l'apparition des beaux jours.

Devant cette récidive annuelle systématique, ce dernier lui avait proposé d'entreprendre une photothérapie au début du mois de novembre. Éva n'avait pas été facile à convaincre. Il fallait débuter le traitement assez tôt dans la journée et il lui semblait difficile à la fois de se lever plus tôt et de rester une demi-heure devant la lampe. Sa fatigue lui faisait fermer les yeux et elle avait tendance à prendre un peu trop de café pour rester éveillée. Les yeux d'Éva étaient naturellement secs et elle trouvait que la chaleur de la lampe lui asséchait encore un peu plus son œil droit. Il a donc fallu toute la patience et toute la persuasion de son médecin traitant pour qu'elle accepte de poursuivre cette expérience. Au bout d'une quinzaine de jours, Éva sentait une partie de son énergie revenir mais elle ressentait encore régulièrement des « coups de pompe », ce qui l'amenait tout aussi régulièrement à appeler son médecin traitant sur son téléphone portable pour lui demander de la rassurer. La réduction des crises de boulimie du soir fut certainement l'élément déterminant qui motiva Éva à aller au bout de sa démarche. Éva vivait avec Jean, un homme de dix ans son aîné. Lui-même n'était pas très convaincu de la méthode de traitement au début. Il considérait que les périodes de baisse de régime d'Éva étaient une fatalité à laquelle il fallait se résoudre. Il ne cessait de lui répéter que, de toutes les façons, il l'aimait comme elle était. C'était un homme d'âge moyen, plutôt en surpoids, très sympathique et rassurant.

Cette histoire illustre bien le rôle essentiel de l'entourage. Avant le début du traitement, il est possible de dire que le compagnon d'Éva participait à l'entretien du trouble. Il soulageait sa compagne de la plupart des tâches ménagères, il lui facilitait ses journées en l'emmenant et en la ramenant de son travail. Il filtrait les appels téléphoniques pour laisser Éva se reposer, il veillait à son bien-être : il était comme un ange gardien. Du coup, la motivation au changement d'Éva, bien que réelle, se heurtait au risque de laisser de côté cette remarquable bienveillance. Ce fut Jean qui, le premier, attira l'attention d'Éva sur l'arrêt de ses troubles du comportement alimentaire. Il lui fit remarquer qu'elle ne se levait plus la nuit pour vider le placard à gâteaux. Ce fut encore Jean qui fit remarquer à Éva qu'elle râlait nettement moins le matin et il fut même surpris lorsqu'un beau matin ce fut elle qui, la première, se leva pour préparer le petit déjeuner. Environ une dizaine de jours plus tard, Éva avait retrouvé une bonne partie de son énergie. Son médecin lui demanda de comparer son état actuel à son état normal, celui qu'elle avait en été lorsque tout allait bien, afin de mesurer l'importance de sa récupération. Elle répondit qu'elle se sentait à 80 % de sa forme initiale. Elle se sentait encore fragile, tendue, anxieuse, durant certaines situations, en particulier lors des réunions de travail. Elle estimait manquer de confiance en elle. De plus, Éva trouvait que son couple fonctionnait un peu moins bien. Jean prenait ombrage d'une indépendance qu'il avait souhaitée mais qu'il voyait comme un obstacle à l'idéal relationnel qu'il s'était fixé. Son médecin traitant lui proposa quelques séances de discussion à trois (Éva, Jean et lui-même) afin de trouver des solutions aux problèmes du couple.

Nous étions en décembre, peu avant les fêtes de fin d'année. Jean était assez anxieux : le couple devait passer le réveillon de Noël dans sa famille et il savait qu'Éva s'entendait médiocrement avec la mère de Jean. Il craignait que la nervosité encore présente chez Éva ne mette le feu aux poudres et que la soirée se transforme en désastre. C'est tout le contraire qui se produisit. Elle aida sa « belle-mère » à préparer le repas et Jean fut surpris de retrouver les deux femmes dialoguant le plus aimablement du monde avant de passer à table.

À l'entretien de janvier, Éva se sentait à 90 % de sa forme initiale. Le couple se portait bien mieux et Eva avait obtenu une augmentation de salaire. Elle souligna le rôle de Jean dans sa thérapie. Désormais, il restait à côté d'elle durant les séances matinales car elle avait tendance à trop les raccourcir, ce qui l'inquiétait. Éva avait parfois hâte de voir arriver le printemps pour en finir avec cette contrainte, mais elle était bien forcée de constater que c'était le meilleur hiver qu'elle avait traversé depuis bien longtemps.

Si nous avons décidé de raconter cette histoire, c'est que son dénouement est digne d'un conte : à la fin de l'hiver, Jean et Éva décidèrent de se marier !

Pour un second témoignage, laissons plutôt Jean-Claude relater sa propre histoire.

> « *J'ai 35 ans et je dois dire que, jusqu'à il y a quatre ans, la vie m'avait plutôt gâté. Je n'ai pas fait de grandes études mais j'ai assez rapidement trouvé un job dans une entreprise de textile à la sortie du lycée et je suis aujourd'hui responsable commercial*

*pour tout le sud de la France. Je suis marié depuis dix ans et j'ai deux adorables filles. Mon couple fonctionne bien, ou plutôt fonctionnait bien avant l'arrivée de mes soucis. Nous étions en été et un client que je connaissais de longue date m'avait demandé de le faire livrer avant que je ne parte en vacances. Il était convenu qu'il me signe la traite dès mon retour. Ce n'est pas habituel mais c'était un bon client et je n'avais aucune raison de me méfier. La somme engagée était importante. Pendant mon séjour, son entreprise a déposé son bilan. La marchandise était entreposée dans ses magasins et placée sous le contrôle d'un administrateur. Je ne pouvais rien faire pour la récupérer. Mes supérieurs étaient furieux contre moi et je les comprenais. La pression pour récupérer l'argent était intense et j'ai commencé à avoir des insomnies, moi qui dors d'habitude comme un loir. Environ deux semaines plus tard, il fallut se rendre à l'évidence que mon client nous avait piégés, pour une raison que j'ignore encore aujourd'hui. J'en ai conçu une profonde tristesse (nous avions d'excellentes relations) et une grande frustration. J'ai commencé à boire pour me détendre et c'est devenu une habitude. J'ai commencé à me disputer avec mon épouse, qui ne supportait pas de me voir dans cet état. Dans les mois qui ont suivi, je me suis retrouvé dans un état que je n'avais jamais connu auparavant. Je me traînais littéralement du matin au soir, je dormais sans dormir. J'ai plusieurs fois failli avoir un accident au volant de ma voiture. Je buvais de façon excessive, surtout le soir. L'affaire a fini par se tasser d'elle-même. Les choses sont rentrées dans l'ordre, mais moi je n'allais pas mieux. Je n'avais envie de voir personne, je n'allais plus voir les matchs de foot avec mes amis, je me renfermais. Mon épouse s'inquiétait et à plusieurs reprises elle m'avait demandé de parler à notre médecin de famille. Nous étions alors en mars ou avril. Peu après cette discussion, je me suis senti nettement mieux. J'ai cru à ce moment-là que j'avais traversé une période noire à cause de ce client et que la discussion ouverte avec mon épouse avait mis un terme à mes tourments. Le printemps et l'été qui suivirent furent comparables aux précédents : je me sentais à nouveau bien. Mais à partir de septembre, mon état ne fit qu'empirer : je retrouvais mes angoisses de l'année précédente, et avec ces angoisses l'envie de boire. À nouveau je me repliais sur moi-même, je traînais dans les bars et l'ambiance familiale se dégradait. Quand je regarde les photos de cette année-là, je me trouve assez gros. Je ne sais pas si c'est l'alcool ou les excès alimentaires qui en furent la cause. Je me forçais à voir mes clients et le plus simple était de les rencontrer au restaurant. Nous mangions et je me débrouillais pour que la discussion reste limitée. Mon esprit était assez vide, je m'ennuyais tout le temps. La seule bonne période que j'ai connue durant cet hiver-là fut l'escapade dont ma femme me fit la surprise en réservant une semaine de vacances avec les filles au Maroc en janvier. À nouveau, j'hésitais à aller consulter. Mon hésitation dura jusqu'en mars. Comme l'année précédente, je commençais à me sentir mieux et cette sensation d'être englué dans le quotidien s'estompa assez vite. Cette fois-ci, je décidai tout de même d'en parler à mon médecin traitant. Après lui avoir décrit la situation, il me déclara qu'il n'y avait pas grand-chose à faire pour le moment, mais qu'il faudrait se revoir à la rentrée de septembre. Il a sûrement eu raison mais je crois néanmoins que nous aurions dû commencer un travail plus précocement. J'ai un peu reculé le moment de retourner le voir et je ne me suis présenté à la consultation que fin octobre, alors que la fatigue, l'insomnie et l'alcool occupaient de nouveau une place importante dans ma vie. Ce qui est bien avec mon médecin de famille, c'est qu'il fait des formations tout le temps. Il est donc très au courant des nouvelles techniques, qu'il s'agisse de médicaments ou d'autres choses. Il m'a fait acheter une lampe de photothérapie. Il voulait aussi que je fasse du jogging juste après la séance de lumière. Je suis un bon malade, mais là je dois dire que c'était trop ! Déjà, c'était compliqué pour moi de me lever plus tôt que d'habitude, vers 6 h 30. Mais consacrer ensuite une demi-heure à courir, c'était au-dessus de mes forces. Au début, les filles se moquaient un peu de moi lorsqu'elles me voyaient prendre mon petit déjeuner et lire le journal devant cette grosse lampe. J'étais un peu gêné. Jusque-là, j'avais essayé de ne leur montrer que mes meilleurs côtés. Je crois que j'avais réussi à leur cacher mon appétence pour l'alcool, tout comme les disputes avec mon épouse qui se déroulaient dans notre chambre. Finalement, j'ai décidé de tout leur dire : ma fragilité l'hiver, ma tendance à boire un peu trop, mon irritabilité. Il n'a pas fallu très longtemps pour que je me sente mieux. Il y a eu ce que l'on pourrait appeler un effet « boule de neige ». Je me suis senti moins fatigué, j'ai renoué un bon contact avec mon épouse et mes filles, nous avons tous fait de l'exercice physique le matin. Par la suite, lorsque je ne me sentais plus trop motivé pour courir, c'étaient mes filles qui me rappelaient à l'ordre : "Papa, tu dois sortir !" Nous avons passé de très bons moments. La suite de l'hiver a été bien meilleure que les années précédentes. Cette année, j'ai décidé de reprendre la même stratégie. »*

# Les autres traitements

## Le sport

Le sport reste une valeur sûre dans le domaine de la lutte contre la dépression. Dès les premières descriptions des états dépressifs, à l'aube du XX^e^ siècle, les médecins ont proposé l'exercice physique comme méthode de traitement.

La revue de littérature réalisée par le Dr Lynette Craft[1] montre que l'exercice physique, quel qu'il soit, entraîne un bénéfice chez les patients déprimés. Et ici, la première recommandation de la médecine : *primum non nocere* (premièrement, ne pas nuire) trouve sa pleine application car aucune étude ne montre une aggravation de l'état des patients.

---

1. Craft L.L., Perna F.M. : « The benefits of exercise for clinically depressed », *Prim Care Companion J Clin Psychiatry*. 2004 ; 6 : 104-11.

Dans le groupe des états dépressifs d'intensité modérée, la pratique d'un exercice au moins trois fois par semaine durant trente minutes, permettant d'atteindre 70 à 85 % de la fréquence cardiaque maximale théorique (FMT), entraîne des effets thérapeutiques comparables à ceux des antidépresseurs de référence comme la fluoxétine (Prozac®).

La FMT se définit comme 220 moins l'âge du patient. Par exemple, si vous avez 40 ans, votre FMT est de 220-40 = 180. Pour obtenir un effet antidépresseur, vous devrez pratiquer un exercice physique entraînant votre fréquence cardiaque à 75 % de 180, c'est-à-dire 135 pulsations par minutes, durant trente minutes.

L'efficacité du sport a reçu de nombreuses explications.

Sur le plan biologique, l'activité physique augmente la température corporelle et peut éventuellement resynchroniser l'horloge biologique par ce mécanisme. Pratiqué à l'extérieur, le sport oblige à une exposition lumineuse, et est donc associé à une photothérapie naturelle. Il entraîne aussi un effet sur les endorphines, ces hormones internes qui calment nos douleurs et nous donnent une sensation de bien-être. L'exercice physique entraîne une augmentation des sécrétions de sérotonine et de noradrénaline, deux neurotransmetteurs fortement impliqués dans la régulation des émotions. La noradrénaline ne fait pas que potentialiser le rôle tranquillisant et « antitristesse » de la sérotonine. La noradrénaline joue un rôle dans notre capacité à éprouver du désir et de l'envie tout en ayant un pouvoir de stimulation. Des travaux récents montrent qu'elle a aussi une grande importance dans le contrôle de la douleur corporelle.

Sur le plan psychologique, le sport nécessite une concentration qui permet aux patients de mettre à distance les représentations dépressives. Et que dire du sentiment d'efficacité personnelle ! Faire du sport, c'est se (re)prendre en main !

Si nous revenons au domaine plus spécifique des TAS, Anna Wirz-Justice, à Bâle, a montré que trente minutes d'exercice physique chaque matin comme une marche vigoureuse pouvait avoir des effets comparables à ceux de la photothérapie.

Le problème est ici avant tout pratique : comment se lever de bon matin (car ici encore les études concordent pour dire que l'effet bénéfique est maximal lorsque le sport est pratiqué le matin) lorsqu'on souffre d'une affection qui vous épuise et vous amortit ?

C'est la raison pour laquelle l'exercice est le plus souvent considéré comme un excellent adjuvant à la photothérapie. La lumière permet d'amorcer des progrès, de retrouver un dynamisme qui sera encore amélioré par la pratique régulière d'un sport.

L'efficacité de la combinaison du sport et de la lumière a reçu de nombreuses validations. L'équipe du Dr Sami Leppämäki à Helsinki en Finlande l'a confirmée au travers de nombreuses publications[1]. Qu'il s'agisse de volontaires sains ou de patients souffrant de TAS, la pratique d'exercices physiques sous forte lumière blanche entraîne une amélioration supérieure à la pratique de l'exercice physique dans des conditions habituelles.

---

1. Leppämäki S., Partonen T., Lönnqvist J. : « Bright-light exposure combined with physical exercise elevates mood. », *J Affect Disord.* 2002 Nov ; 72 (2) : 139-44.

Comme le problème principal est ici encore l'observance, nous ne pouvons que conseiller un sport qui plaise. Ne vous obligez pas à faire du jogging si cela ne vous dit rien (d'autant qu'il vous faudra le pratiquer en plein hiver, par temps froid et souvent pluvieux). Optez pour une activité régulière, dites-le à votre entourage et proposez à vos amis ou à votre famille de vous accompagner.

### Le problème des siestes

La somnolence est l'un des symptômes les plus pénibles des dépressions saisonnières. Pour se soulager, les patients recourent, ou plutôt tentent de recourir, à la sieste. Pour certains, la sieste devient une véritable drogue. Marie, une patiente de 55 ans, offrait à cette occasion l'un de ses rares sourires : « Dès que je peux, je me jette avec délectation dans mon lit. Je savoure autant que je le peux ces quelques instants de répit. » Pour la plupart, bien que la fatigue soit écrasante, l'endormissement se révèle difficile ou impossible.

Avec la photothérapie, nous tentons de rétablir des rythmes biologiques réguliers en établissant une claire distinction entre le jour et la nuit, entre l'état de veille et l'état de sommeil. Dans ce contexte, il est préférable d'éviter les siestes, sauf en cas de fatigue extrême ou avant de prendre le volant de sa voiture. Les siestes seront alors de très courte durée, de dix à vingt minutes au maximum.

## Alimentation et TAS

Les patients souffrant de TAS prennent du poids en hiver et bien souvent ce sont les glucides, les sucres, qui en sont la cause. Ces glucides se répartissent historiquement en sucres d'absorption rapide et sucres d'absorption lente, bien que la classification récente ne retienne plus cette distinction[1]. Tout a déjà été écrit sur les différents régimes alimentaires et sur les stratégies pour lutter contre les fringales de sucré. Mais la physiologie des patients TAS semble différente de celle des autres candidats au régime.

Kurt Krauchi et ses collègues de Bâle[2] ont montré il y a une dizaine d'années que certains patients TAS présentaient un excès de réaction insulinique à la prise d'aliments glucidiques. L'insuline est l'hormone chargée de faire rentrer le sucre dans les cellules, elle abaisse donc la glycémie (le taux de sucre dans le sang). Ainsi, la glycémie des patients TAS aurait tendance à baisser exagérément après la prise de sucre. Cette hypoglycémie entraîne une sensation de faim et, par conséquent, une nouvelle prise alimentaire. Ces excès de sucre se transforment dans l'organisme en tissus graisseux. La seule façon d'enrayer ce cycle vicieux est de limiter ses apports en glucides, plus particulièrement ceux qui sont à index glycémique élevé, car cette élévation conditionne la réactivité de l'insuline.

La même équipe a montré que la photothérapie permet une régularisation de cette sensibilité excessive.

---

1. Les glucides se répartissent désormais en fonction de leur index glycémique, c'est-à-dire en fonction de l'élévation de la glycémie dans le sang après leur ingestion. Classiquement, les aliments au goût sucré étaient considérés comme ceux qui avaient l'index glycémique le plus élevé alors que les glucides au goût non sucré (les féculents) élevaient peu la glycémie. Ce n'est pas vrai. Par exemple, les pommes de terre frites, un féculent, possèdent un index glycémique proche d'un sirop alors que la pêche possède un index glycémique comparable à celui de la semoule de couscous.

2. Kräuchi K. *et al.* : « Accelerated post-glucose glycaemia and altered alliesthesia-test in Seasonal Affective Disorder », *J Affect Disord.* 1999 Apr ; 53 (1) : 23-6.

D'autres études seraient nécessaires pour préciser les modalités d'un régime bien spécifique, mais elles tardent à venir. Pour l'heure, la lutte contre les fringales d'aliments sucrés passe par un régime alimentaire pauvre en glucides et par la photothérapie.

## Médicaments et TAS

Depuis plus d'un demi-siècle, la psychopharmacologie dispose de plusieurs classes de médicaments. Comme bien souvent, c'est en faisant équipe avec votre médecin que vous pourrez savoir si un médicament peut vous être utile.

### Les tranquillisants et le TAS

La mauvaise réputation actuelle des hypnotiques et des tranquillisants vient en partie du fait qu'ils ont succédé aux barbituriques et qu'ils ont hérité de ce passé sulfureux. En 1864, le jour de la « Sainte-Barbe », Adolf von Bayaer synthétise une substance à partir de l'urée capable d'induire le sommeil. Le nom commercial lui apparaît évident en mélangeant « barbe » et « urée » : ce sera un barbiturique ! Ces médicaments trouvent rapidement leur place dans la pharmacopée, avec une image d'efficacité et de sécurité. Malheureusement, on s'aperçoit assez vite que les doses toxiques sont proches des doses efficaces et les accidents deviennent fréquents (tentatives de suicides, empoisonnements, toxicomanies). Ils font la une des journaux comme au lendemain du décès de Marylin Monroe, retrouvée morte à la suite d'une absorption massive d'alcool et de barbituriques. Aujourd'hui, les barbituriques ne sont plus réservés qu'à un usage limité – dans la prévention des crises d'épilepsie – mais l'image négative demeure.

En 1957, le Suisse Léo Sternbach parvient à synthétiser le chlordiazépoxyde (Librium®) : une nouvelle classe thérapeutique est née, les benzodiazépines, qui apparaîtra sur le marché en 1961. Désormais, les tranquillisants, les anxiolytiques et les somnifères sont le plus souvent des benzodiazépines dont les noms les plus célèbres sont diazépam (Valium®), bromazépam (Lexomil®) ou encore temazépam (Témesta®). Ils possèdent un effet rapide (en quelques minutes le plus souvent), mais ils ne peuvent constituer qu'un traitement d'appoint. D'abord parce qu'ils n'agissent que sur un nombre restreint de symptômes, ensuite parce que leur utilisation au long cours (au-delà d'un mois) entraîne un risque de dépendance (apparition d'effets de sevrage à leur arrêt). Les benzodiazépines peuvent parfois être à l'origine de perturbations dans les processus de mémorisation (surtout en début de traitement, mais aussi, bien que rarement, par la suite).

En pratique, lorsque le niveau d'anxiété est important, ces médicaments sont intéressants. Plutôt que de les prendre « à la demande », les médecins préfèrent les prescrire de façon régulière. Le patient les prendra plusieurs fois par jour, durant une ou deux semaines, puis il interrompra ses prises progressivement. Par exemple : un quart de comprimé de bromazépam matin et midi et un demi-comprimé le soir pendant une dizaine de jours puis un quart de comprimé matin et soir durant trois jours puis un quart de comprimé le soir durant trois jours avant l'arrêt complet. À partir du quinzième jour de traitement, la photothérapie ou les antidépresseurs prescrits en association avec le tranquillisant commencent leur pleine action et la prise de tranquillisants se révèle bien moins utile.

Un mot sur les hypnotiques dans le TAS. Bien que les patients souffrant de TAS se plaignent de trop dormir, il peut arriver qu'ils somnolent toute la journée sans parvenir à trouver un véritable sommeil. Les hypnotiques peuvent ponctuellement les y aider. Le principe qui guide la prescription des hypnotiques suit de près celui des tranquillisants : la prescription régulière n'a de véritable intérêt qu'en attendant la pleine action de la lumière et/ou des antidépresseurs. Les médecins les prescrivent donc pour des durées limitées. Par exemple : la pleine dose d'un hypnotique durant dix ou quinze jours puis une demi-dose durant quelques jours avant leur interruption (en France, les hypnotiques les plus prescrits sont le zolpidem ou Stilnox® et la zopiclone ou Imovane®).

## Les antidépresseurs

Ils peuvent être les traitements de choix des états dépressifs en général, et du TAS en particulier.

Dans une revue récente des statistiques de son service, le Dr Pjrek[1], de l'hôpital universitaire de Vienne, constatait que, sur les 553 derniers patients souffrant d'un TAS ayant consulté dans son unité, environ un tiers s'étaient vu prescrire un ou plusieurs antidépresseurs seul (en cas d'échec de la photothérapie) ou en association avec la lumière (en cas de réponse partielle à ce dernier traitement). Il existe donc encore une place pour les traitements médicamenteux dans les dépressions saisonnières.

Au début des années 1950, la psychiatrie ne disposait encore que de très peu de médicaments réellement efficaces. C'est, comme bien souvent, le hasard qui mit les chercheurs sur la piste des antidépresseurs. À cette

---

1. Pjrek E. *et al.* : « Bright light therapy in seasonal affective disorder--does it suffice ? », *Eur Neuropsychopharmacol.* 2004 Aug ; 14 (4) : 347-51.

époque, les antibiotiques font leur apparition dans le traitement de la tuberculose. Curieusement, les médecins observent que certains de leurs patients, pourtant isolés dans les sanatoriums, connaissent des moments particulièrement joyeux, voire euphoriques. Assez rapidement, cet effet est mis sur le compte de l'isoniazide et, en 1954, le psychiatre américain Nathan Kline met en évidence les effets des IMAO (inhibiteurs de la monoamine oxydase, des substances qui empêchent une trop forte dégradation des neuromédiateurs). Ce sera la première classe d'antidépresseurs. À peu près dans le même temps en Suisse, une équipe de chercheurs menée par Roland Kuhn tente de mettre au point un autre neuroleptique, ces médicaments destinés à réduire les productions délirantes (le premier, le Largactil, avait été découvert quelques années auparavant). Une fois de plus, c'est le hasard qui conduisit cette équipe à fabriquer l'imipramine. Rapidement, cette molécule montre de puissants effets sur la mélancolie et sur les crises de panique. Commercialisé sous le nom de Tofranil®, ce médicament fait toujours partie de la pharmacopée. Désormais, les antidépresseurs forment une classe thérapeutique étoffée. Par la suite, de nombreuses molécules sont synthétisées, les mécanismes d'action sont précisés. La psychopharmacologie devient une science.

De nombreuses études ont montré qu'il existait dans le TAS des altérations des systèmes sérotoninergiques et noradrénergiques. Ces altérations touchent à la fois la régulation de la sécrétion de ces neuromédiateurs dans le système nerveux central et la sensibilité des récepteurs à ces neuromédiateurs. Le tableau présenté ci-dessous donne une idée des implications de chacun de ces deux neuromédiateurs dans l'expression clinique de la maladie dépressive.

| **Implication des neurotransmetteurs dans les symptômes dépressifs** [1] | | | |
|---|---|---|---|
| | Symptômes physiques | Symptômes psychiques | Symptômes comportementaux |
| Noradrénaline | • Asthénie<br>• Troubles du sommeil | • Diminution des capacités attentionnelles et de concentration | • Baisse de l'efficience fonctionnelle |
| Sérotonine et noradrénaline | • Douleur physique<br>• Modifications de l'appétit ou pondérales | • Tristesse<br>• Anxiété<br>• Anhédonie, perte d'intérêt | • Réduction des activités de loisir<br>• Retrait social<br>• Conduites d'évitement |
| Sérotonine | • Céphalées<br>• Tensions musculaires | • Désespoir<br>• Idéation suicidaire<br>• Attaques de panique<br>• Irritabilité | • Conduites suicidaires<br>• Conduites violentes, agressives<br>• Impulsivité |

Il était donc logique de tester l'efficacité des antidépresseurs dans la dépression saisonnière. De fait, la plupart des essais ont mis en évidence une efficacité (le plus souvent relative) des antidépresseurs sur la symptomatologie du TAS.

Lorsqu'un médecin propose à son patient d'entreprendre un traitement antidépresseur, les réactions sont variées. Certains – ce ne sont pas les plus nombreux – acceptent d'emblée ou très rapidement cette proposition. La plupart ont besoin d'être convaincus et la prescrip-

1. Rohan K.J., *et al.* : « A randomized controlled trial of cognitive-behavioral therapy, light therapy, and their combination for seasonal affective disorder », *J Consult Clin Psychol.* 2007 Jun ; 75 (3) : 489-500.

tion fait l'objet d'un débat actif. Cette discussion sur l'opportunité d'un traitement médicamenteux est assez spécifique à la psychiatrie. Derrière ces réticences, nous trouvons plusieurs raisons. Il y a d'abord un refus de diagnostic de dépression. Prendre un médicament, c'est valider l'idée de maladie. Et malgré la vulgarisation des connaissances sur le cerveau, il est toujours difficile d'accepter de souffrir d'une affection de l'esprit. C'est à ce moment-là que certains patients citent l'une de leurs relations, souvent lointaine, qui a commencé à prendre un traitement et qui ne peut désormais plus s'en passer. Le tableau ci-dessous répond à de nombreuses idées fausses concernant les antidépresseurs. À côté de ces idées fausses, nous trouvons la crainte de perdre le contrôle de soi, d'adopter des comportements anormaux. La dernière réticence touche notre faible connaissance du système nerveux et notre difficulté à cerner les contours de l'action du médicament. C'est en grande partie faux, mais il faut reconnaître que la psychopharmacologie est une science récente.

**QUELQUES IDÉES REÇUES SUR LES ANTIDÉPRESSEURS**

« *Quand on commence à en prendre, on ne peut plus les arrêter.* »
Les antidépresseurs n'entraînent pas de dépendance : le traitement est limité dans le temps et l'interruption est le plus souvent facile.

« *Ça va m'endormir complètement.* »
La plupart des antidépresseurs de la nouvelle génération n'entraînent pas d'envie de dormir. Quoi qu'il en soit, après quelques semaines de traitement, la plupart des effets indésirables disparaissent.

« *Les antidépresseurs, ce n'est qu'un cautère sur une jambe de bois : ça va masquer les symptômes mais les vrais problèmes persisteront.* »

Un état dépressif entraîne une vision globalement pessimiste de soi et du monde. Dans ces conditions, il est peu probable que votre réflexion dans cette période difficile puisse être efficace. Au contraire, le retour à la réalité apporté par les antidépresseurs vous permettra d'avancer.

*« La dépression, c'est pour les riches. Moi, je n'ai pas les moyens de consulter. »*
N'importe qui, riche ou pauvre, peut traverser un épisode dépressif. Les soins prodigués par les médecins sont pris en charge par la Sécurité sociale et les mutuelles.

Même si ce point a récemment été remis en question par une excellente étude scientifique[1], presque tous les essais évaluant les antidépresseurs actuellement sur le marché ont permis de montrer leur efficacité : le citalopram (Seropram®) et sa variante l'escitalopram (Seroplex®), la paroxétine (Deroxat®), la fluoxétine (Prozac®), la sertraline (Zoloft®), ou encore la venlafaxine (Effexor®). Il en va de même pour les antidépresseurs actuellement en développement et non encore commercialisés, comme l'agomélatine. Il est probable que la duloxétine (Cymbalta®) soit efficace dans cette indication.

Les antidépresseurs sont des médicaments et, à ce titre, ils ne peuvent être prescrits que par un médecin. C'est avec ce dernier qu'il faudra peser le pour et le contre de leur action.

## *Schéma de traitement*

Un traitement antidépresseur n'agit pas immédiatement. Il va falloir être d'autant plus patient que les débuts du traite-

1. Turner E.H. *et al.* « Selective publication of antidepression trials and its influence on apparent efficacy », *New England journey Medicine*, 2008 ; 358 : 252-60.

ment peuvent s'accompagner d'effets indésirables (transpirations, résurgences anxieuses, troubles du sommeil en particulier). Cette **première phase « d'attaque »** va permettre au patient de retrouver son état antérieur, d'être « comme avant ». Les premiers effets positifs (en particulier sur l'anxiété) sont parfois presque immédiats mais il faut compter en moyenne deux à quatre semaines pour observer un changement significatif de l'ensemble des signes de la maladie. Ensuite, l'état va encore s'améliorer au fil des semaines. Au total, cette phase d'attaque dure environ huit semaines.

**La durée du traitement médicamenteux dépasse la période d'amélioration**. Une **phase de consolidation** et d'entretien va s'étaler sur les mois suivants, pour prévenir au maximum le risque de rechute. La durée de traitement totale recommandée est de six mois, même si les beaux jours sont revenus. L'interruption sera alors très simple. Pour certains produits, l'arrêt peut être brutal, d'un jour à l'autre. Pour d'autres, la réduction devra être progressive, de huit à quinze jours.

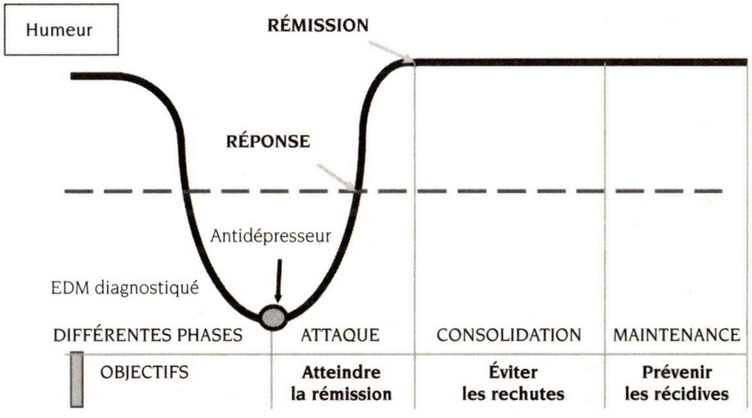


Kupfer D.J. *J.Clin.Psychiatry* 1991 ; 52 (5 suppl.) : 28-34.

## Les principaux antidépresseurs actuellement commercialisés en France

### *Les antidépresseurs tricycliques*

| Dénomination commerciale | DCI | Mode d'action |
|---|---|---|
| Anafranil® | Clomipramine | Inhibition de la recapture de 5 HT, NA, (DA) |
| Elavil/Laroxyl® | Amitryptiline | Inhibition de la recapture de l'acétylcholine |
| Ludiomil® | Maprotiline | Inhibition de la recapture de la noradrénaline |
| Pertofran® | Désipramine | Inhibition de la recapture de la noradrénaline et, dans une moindre mesure, de 5HT et DA |
| Prothiaden® | Dosulépine | Inhibition de la recapture de 5HT, NA et DA |
| Tofranil® | Imipramine | Inhibition de la recapture de NA, 5HT et DA |

5HT : érotonine ; NA : noradrénaline ; DA : dopamine

### *Les* IMAO

| | | |
|---|---|---|
| Marsilid® | Iproniaside | Inhibiteur irréversible |
| Moclamine® | Moclobémide | RIMA (inhibiteur réversible de la MAO A) |

### Les inhibiteurs de la recapture de la sérotonine

| | | |
|---|---|---|
| Déroxat® | Paroxétine | 5 HT |
| Floxyfral® | Fluvoxamine | 5 HT |
| Prozac® | Fluoxétine | 5 HT |
| Séropram® | Citalopram | 5 HT |
| Zoloft® | Sertraline | 5 HT |

### Les antidépresseurs mixtes

| | | |
|---|---|---|
| Ixel® | Milnacipran | Inhibiteur de la recapture 5 HT et NA |
| Effexor® | Venlafaxine | Inhibiteur de la recapture 5 HT et NA |
| Cymbalta® | Duloxétine | Inhibiteur de la recapture 5 HT et NA |

## Et les UV ?

De nombreux patients expriment une nette amélioration de leur humeur et de leur forme physique après un séjour hivernal dans des pays chauds à forte intensité lumineuse. Combien de fois les médecins ont-ils entendu leurs patients dire que, certes la lumière leur avait fait du bien, mais que « c'était surtout la sensation du soleil sur la peau », ou le fait « de se sentir bronzé » qui leur avait permis cette résurrection. Bref, la question posée est de savoir si les UV et le bronzage peuvent avoir une efficacité sur la dépression saisonnière.

Nous approchons avec ces questions la frontière du normal et du pathologique. La luminosité et la chaleur du soleil entraînent chez tous les individus une sensation de bien-être. Mais une dépression est bien autre chose que l'inverse du bien-être et c'est l'une des raisons pour lesquelles les déprimés se sentent si souvent incompris de leur entourage. Dans une dépression, la modification de l'ambiance n'entraîne une amélioration de l'humeur que si une stratégie antidépressive a été mise en place. Pour une personne non dépressive, les vacances avec leurs changements de climat ou d'habitudes seront à l'origine d'une nette amélioration de l'humeur. Le soleil s'associe au farniente, au repos et au plaisir. Mais, pour une personne souffrant de TAS, ce n'est pas suffisant. La sensation de plaisir s'est émoussée au fil de la maladie, le sommeil est perturbé par la biologie même de la dépression et le repos est de peu d'utilité car le cerveau fonctionne déjà au ralenti. Ainsi, si les patients ressentent une amélioration de leur état au retour d'un séjour dans le pays chauds, c'est grâce aux bienfaits de la lumière et non par les UV.

Il est important de savoir que les études scientifiques récentes ne montrent pas d'efficacité des UV dans le traitement du TAS. Par ailleurs, il faut avoir à l'esprit que l'exposition aux UV augmente significativement le risque de cécité par dégénérescence de la rétine et le risque de cancer de la peau. Nous déconseillons donc très vivement les appareils comparables à ceux utilisés dans les salons de bronzage pour le traitement du trouble affectif saisonnier ; non seulement ils sont inefficaces, mais ils sont extrêment dangereux.

## Psychothérapies et dépressions saisonnières

Comme dans toutes les formes de dépression, une psychothérapie ou un accompagnement psychothérapique peuvent se révéler très utiles. Une condition indispensable : que le patient en ressente le besoin et trouve ainsi la motivation pour s'impliquer dans ce travail de réflexion.

Tous les patients, loin s'en faut, n'auront pas besoin de cet outil. Les troubles affectifs saisonniers sont sensibles aux thérapeutiques biologiques (photothérapies avant tout et traitements antidépresseurs) et la plupart des patients en tirent suffisamment de bénéfices pour ne pas ressentir le besoin d'aller plus loin.

Cependant, si la guérison n'est pas complète, ou si un style de vie ou un style de pensées nés de la pathologie continuent de poser problème, le recours aux psychothérapies peut être d'une aide précieuse.

Les thérapies cognitives et comportementales (TCC) se centrent sur les symptômes du trouble lui-même alors que les thérapies psychodynamiques s'intéressent avant tout à la personnalité. Ces approches sont donc bien différentes, mais elles ne sont pas incompatibles. Les TCC partent du principe que les symptômes de la maladie s'auto-entretiennent au travers de cercles vicieux. Les comportements quotidiens du patient renforcent des pensées et des émotions qui génèrent à leur tour des comportements inadéquats. La stratégie qui en découle suit la logique de ce raisonnement : il faut casser les cercles vicieux au niveau de ces point sensibles, les émotions, les pensées et les comportements.

La psychanalyse suppose que l'origine des troubles se situe dans les méandres de l'histoire intime du sujet et que la découverte des conflits internes nés de cette histoire et leur mise en évidence permettront une résolution des troubles. La psychanalyse ne centre donc pas son attention sur le trouble, considéré comme une forme d'expression du problème mais non pas l'objet de la cure qui réside dans l'exploration des schémas inconscients. Il n'est donc pas étonnant que les psychanalystes n'aient pas cherché à démontrer l'efficacité de leur outil dans le TAS. C'est la raison pour laquelle nous ne faisons qu'évoquer la psychanalyse, car son objet dépasse le cadre de cet ouvrage.

## Les thérapies cognitives et comportementales

La psychologie comportementale s'est développée durant toute la première partie du XXe siècle en opposition au mentalisme. Il s'agissait alors de comprendre comment un comportement pouvait s'intégrer dans l'ensemble de la personnalité et comment il pouvait en découler une maladie. Par la suite, les chercheurs se sont intéressés à la manière dont l'individu traitait les informations dont il disposait. La psychologie cognitive était née.

### *Le conditionnement*

Un principe majeur de la psychologie comportementale veut que le caractère d'un individu soit largement façonné par son milieu et par les expériences qu'il traverse. Il peut alors se développer le schéma stimulus-réponse. Le stimulus (en latin « aiguillon ») précède la réponse et crée un comportement spécifique. Ainsi, la vue du soleil (stimulus) entraîne régulièrement un sourire (comportement de satisfaction). Mais, le plus souvent, un stimulus neutre se glisse entre le vrai stimulus et la réponse. Et, par la suite, c'est la présentation du stimulus neutre qui provoquera les mêmes réactions que le stimulus, même si celui-ci a disparu de la mémoire du sujet. Ainsi, le sommeil (vrai stimulus) entraîne la décision de dormir (comportement). La vision du lit (stimulus neutre) s'associe le plus souvent à ce comportement, si bien que certaines personnes éprouvent le désir de dormir rien qu'en voyant leur lit.

Le conditionnement explique la tendance d'un individu à reproduire les mêmes actions et les mêmes attitudes, de façon automatique, sans y réfléchir, sans même qu'une pensée puisse être observée. Très rapidement, les applications de ces principes ont permis de traiter les patients phobiques. Il est apparu que, en exposant graduellement les patients assez longtemps à ce qui leur faisait peur, la réaction émotionnelle s'éteignait pour ne plus réapparaître. Cette technique, finalement assez proche de celle pratiquée par les allergologues pour traiter les allergies, a permis de guérir de nombreux patients.

À partir des années 1970, le psychologue américain Albert Bandura démontre que la croyance en sa compétence personnelle pour réaliser une tâche conditionne la réponse anxieuse. Il part du constat que le changement comportemental obtenu à l'aide de la stratégie d'exposition décrite plus haut permet le changement des pensées (les cognitions). Mais c'est l'action (le comportement moteur) qui, en évitant l'évitement, entraîne le changement le plus rapide. Ainsi, c'est le schéma d'efficacité personnelle qui conditionne la réponse. En influençant ce schéma, les différentes formes de thérapie de l'anxiété vont accroître le sens de la réussite du patient dans la situation considérée. Le niveau d'éveil lié au système nerveux autonome diminue lorsque la perception de l'efficacité personnelle du sujet s'accroît.

Ainsi, une action sur les comportements permet de changer un système de pensées.

## Une évolution de la psychologie comportementale : la psychologie cognitive et le traitement de l'information

La psychologie cognitive s'occupe des processus de pensées. On entend par « cognition » l'acquisition de savoirs sur le monde : la perception, l'attention, la mémoire sont des phénomènes qui participent à cette acquisition.

La représentation que nous avons d'une situation va guider nos réactions physiques et nos émotions. Elle peut conditionner notre comportement. Ces mêmes comportements vont à leur tour influencer notre conception de la situation et donc nos représentations.

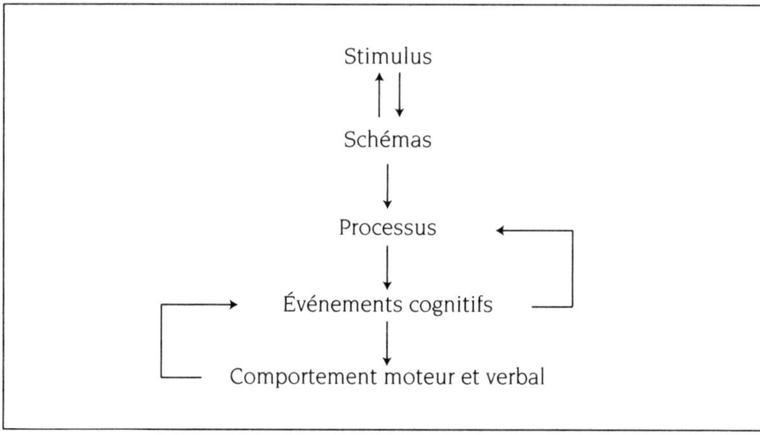


L'organisme va réagir à un stimulus en fonction de schémas stockés dans une mémoire non consciente. Ces schémas fonctionnent automatiquement. Ils sont le fruit des expériences passées du sujet, ils s'acquièrent par interaction entre les événements et les contraintes du système nerveux central. Ces schémas sont activés par des émotions analogues à celles du moment où ils ont été imprimés (acquis).

La représentation de la réalité déforme la réalité. Le but des thérapies cognitives est de comprendre comment nous construisons nos représentations et comment nous pouvons les modifier.

## L'efficacité des thérapies cognitives et comportementales dans le traitement des troubles affectifs saisonniers

En juin 2007, l'équipe du Dr Rohan, de l'université du Vermont, a publié une étude comparant la thérapie comportementale et cognitive à la photothérapie et à l'association de ces deux traitements[1]. Comme bien souvent, les patients bénéficiant d'un traitement actif furent comparés à un groupe laissé en liste d'attente. Soixante et un patients participèrent à cette étude, l'une des premières réalisées avec la rigueur nécessaire. Les groupes traités par la photothérapie seule ou par la thérapie comportementale et cognitive seule montrèrent des taux de rémission de l'ordre de 50 %. C'est-à-dire que la moitié des patients de ces groupes connurent une amélioration suffisante pour que le diagnostic de TAS ne puisse plus être porté à l'issue de l'essai. Mais le groupe bénéficiant de l'association de la photothérapie et de la thérapie cognitive et comportementale connut un taux de rémission d'environ 75 %.

L'intérêt d'adjoindre une approche cognitive et comportementale à la photothérapie est donc maintenant bien démontré.

## Applications des TCC dans le TAS

Les thérapies comportementales et cognitives ont fait depuis plus de trente ans leurs preuves dans le traitement des états dépressifs. Ici, les différents ingrédients des TCC vont s'adapter à cette forme clinique bien particulière de dépression. Compte tenu de l'efficacité de la photothérapie, la TCC dans le TAS est principalement utilisée pour accompagner le patient et traiter les symptômes résiduels. Ce n'est pas rien. Non seulement cette prise en charge permet une nette amélioration de la qualité de vie, mais il semblerait qu'elle réduise l'intensité des rechutes ultérieures.

---

1. Rohan K.J., *et al.* : « A randomized controlled trial of cognitive-behavioral therapy, light therapy, and their combination for seasonal affective disorder », *J Consult Clin Psychol.* 2007 Jun ; 75 (3) : 489-500.

### *Une bonne éducation*

On ne combat correctement que ce que l'on connaît bien. Il est donc nécessaire que le candidat à une TCC possède une solide connaissance de son trouble. À ce titre, les nombreuses informations contenues dans cet ouvrage peuvent constituer une introduction à la TCC. Le sport et une alimentation équilibrée s'intègrent complètement dans la prise en charge TCC.

### *Retrouver la sensation de plaisir*

Le TAS entraîne un émoussement affectif. Nombreux sont les patients qui nous disent ne plus éprouver de plaisir. En réalité, cette sensation est encore présente, mais la dépression entraîne une réelle difficulté à l'identifier. La dépression entraîne une grande difficulté à séparer les moments agréables des périodes vraiment difficiles. Le thérapeute TCC demande à ses patients de tenir heure par heure (ou demi-journée par demi-journée) un carnet où ils doivent noter et quantifier leurs impressions de plaisir. À l'issue d'une période d'auto-observation qui s'étend sur dix à quinze jours, il est bien rare que nous observions une feuille blanche. La sensation de plaisir existe mais elle semble noyée sous le poids de la fatigue et de l'ennui. Une liste des menus plaisirs quotidiens peut être établie et le thérapeute encourage son patient à s'y confronter chaque jour.

### *Modifier ses comportements*

Les pensées, les émotions et les comportements se renforcent mutuellement. Les patients souffrant de TAS se lèvent tard (comportement) parce qu'ils sont fatigués (sensation), ce qui entraîne des pensées négatives sur eux-mêmes et une vision négative sur la suite de leur journée. Le patient entre ainsi dans un cercle vicieux aboutissant à un renforcement de son trouble.

La fatigue et le repli sur soi sont les deux comportements cibles prioritaires. À force de se sentir fatigués, les patients réduisent leurs activités à un niveau inférieur à leurs possibilités.

Le combat contre le TAS passe par une bonne connaissance de son énergie, afin de l'utiliser au maximum.

Marie-Claude témoigne :

> « *Quand j'ai commencé à en parler à mon médecin, j'étais si fatiguée que je ne voulais plus voir personne. Nous avons discuté assez longuement des avantages et des inconvénients à reprendre une activité sociale. J'étais très ambivalente. D'un côté, je me sentais au plus mal et, d'un autre, mes amis me manquaient. Finalement, j'ai décidé de prendre mon téléphone pour convenir de plusieurs rendez-vous. Vous ne pouvez pas savoir à quel point ça m'a coûté. Mais une fois en présence de mes amis, ma sensation de fatigue s'est beaucoup dissipée. En fait, c'était le fait d'y aller qui me coûtait, mais pas le fait d'être avec eux. Par la suite, ce sont eux qui m'ont appelée, ils m'ont stimulée et ça m'a fait le plus grand bien.* »

Chaque patient se met à éviter des situations qui lui sont propres. Au cours des premiers entretiens, le thérapeute comportementaliste et son patient établissent une liste des situations évitées et tentent de graduer leurs difficultés d'affrontement. Progressivement, au fil des semaines, chacune des situations fera l'objet de discussions approfondies afin de trouver une stratégie d'affrontement. Entre deux sessions, le patient aura comme tâche de s'y confronter à plusieurs reprises, chaque jour, dans la mesure du possible. Les listes comportent habituellement dix niveaux de difficultés grandissantes. Chaque étape ne doit plus poser de problème pour que l'on puisse aborder l'étape suivante. Lorsque l'étape dix est affrontée sans angoisse ni tristesse majeure, c'est que la thérapie est presque terminée.

La liste hiérarchique de Marie-Claude :

| | |
|---|---|
| Niveau 1 | Dire bonjour à mes collègues de travail le matin en arrivant au bureau |
| Niveau 2 | Me lever dès que le réveil sonne |
| Niveau 3 | Arriver à l'heure au bureau le matin |
| Niveau 4 | Appeler des amis au téléphone pour prendre de leurs nouvelles |
| Niveau 5 | Me lever assez tôt pour préparer le petit déjeuner pour toute la famille<br>Ranger les documents importants (papiers de banque, factures, etc.) |
| Niveau 6 | Aller courir tous les matins quinze minutes |
| Niveau 7 | Recevoir ma famille ou des amis pour dîner |
| Niveau 8 | Entrer dans une boulangerie et n'acheter que le nécessaire de pain (pas de gâteaux, ni de chocolat) |
| Niveau 9 | Animer une réunion le matin |
| Niveau 10 | Fêter mon anniversaire avec une vingtaine d'invités |

## *Modifier ses pensées*

La morosité et les pensées négatives envahissent tous les domaines de l'existence : la vision de soi, la vision de son avenir et la vision de ses relations avec les autres.

Même si le monde n'est pas toujours très gai, il est rare que tout y soit noir. Le but de la thérapie cognitive est d'en rétablir une vision plus juste. Le moyen utilisé est la juxtaposition, aux côtés des pensées spontanément négatives nées de la dépression, de pensées réalistes (pas forcément positives). Ainsi, le patient en thérapie cognitive est amené à questionner systématiquement ses représentations négatives. Ce questionnement systématique aboutit après quelques semaines d'entraînement intense à un nouveau conditionnement où les pensées réalistes apparaissent rapidement.

Dans un premier temps, les patients doivent noter systématiquement, dès leur apparition, leurs pensées négatives et leur contexte de survenue.

| **Situation problème** | **Pensées associées** | **Signes physiques (symptômes associés)** | **Comportement (actions destinées à réduire la tension)** | **Intensité** |
|---|---|---|---|---|
| Je me traîne au bureau. Il est déjà 10 h 30 et je n'ai presque rien fait depuis que je suis arrivée. | Je devrais demander à Marie de m'aider, mais je crains de la déranger, de la surcharger de travail. Après elle va me rejeter. | Fatigue. Anxiété : estomac noué et gorge serrée. | J'essaie de me décontracter. | 6/10 |

Avec l'aide du thérapeute, les patients sont amenés à questionner, selon un mode socratique, leurs représentations.

Voici un extrait d'une consultation : Muriel est une femme de 38 ans. Elle souffre de troubles affectifs saisonniers depuis cinq ans. Mère de deux enfants de 4 et 6 ans, son couple est en difficulté. Son mari hyperactif ne supporte plus de la voir traîner à la maison et refuser toutes les invitations dès que l'automne arrive. Il a fallu la perspicacité de son médecin traitant et son insistance pour la convaincre que le TAS n'était pas un trouble de son caractère mais une véritable affection. Après quelques entretiens de couple, Muriel s'est décidée à travailler sur elle-même. La situation étudiée ce jour-là avec le thérapeute est l'évitement des contacts sociaux. Plus particulièrement, Muriel refuse de voir ses amies et les amis du couple.

Psy : Sur votre carnet, dans la colonne « pensées automatiques », vous avez noté : « Je me sens inutile et stupide lorsque je suis dans un dîner. Tout le monde semble à l'aise et connaît des choses, mais moi je reste sur ma chaise sans pouvoir dire un mot. »

Muriel : En effet, ces derniers temps, tous les contacts me pèsent. Je préfère les éviter.

Psy : À votre avis, quels sont les avantages et les inconvénients de cette attitude ?

Muriel : Sur le plan des avantages, ça me fatigue moins, encore que ce ne soit pas évident car je me sens épuisée de toutes les façons. Sur le plan des inconvénients, j'ai l'impression que rester seule, ça m'enfonce encore un peu plus dans la dépression. En plus, mon mari me fait la tête.

Psy : À votre avis, qu'est-ce qui est le plus responsable de votre retrait : votre fatigue ou votre état d'esprit ?

Muriel : Je dirais que les deux sont à égalité.

Psy : Si les deux sont à égalité, essayons de voir si votre manière de voir la situation n'est pas liée à des erreurs de jugement liées à la dépression.

Muriel : D'accord.

Psy : Au cours du dîner dont vous parlez, vous relatez la situation comme si tous les convives s'étaient exprimés, à l'exception de vous. Est-ce vrai ?

Muriel : Non, ce sont avant tout mon mari et Julien, un ami, qui ont monopolisé la parole. Mon amie Jeanne et Hubert, un autre ami qui était présent, n'ont pas beaucoup parlé.

Psy : Peut-on dire que vous avez focalisé votre attention sur une partie de la scène et que vous en avez déduit que cette partie de la scène représentait toute la scène ?

Muriel : Oui, on peut dire ça.

Psy : Maintenant que nous avons un regard moins axé sur le négatif, essayons de voir ce qui s'est réellement passé au cours de ce dîner. Êtes-vous intervenue ?

Muriel : Oui. À un moment, Julien s'est moqué de la musique contemporaine et des gens qui l'apprécient. Or je fais partie de ces gens-là ! Je le lui ai fait remarquer et je lui ai expliqué comment on pouvait aimer cette musique. Mais ça m'a fatiguée encore plus et je n'ai plus ouvert la bouche jusqu'au dessert.

*Psy : Peut-on dire que votre remarque à Julien n'était ni inutile ni stupide ?*

*Muriel : Je suis d'accord.*

*Psy : Pourriez-vous maintenant reformuler votre réaction au cours de ce dîner ?*

*Muriel : Je pourrais dire que je me sens moins bien qu'avant la dépression mais que ma présence n'était ni inutile ni ridicule.*

## *Passer de l'émotionnel au rationnel*

Une fois que les patients parviennent à faire la connexion entre leurs pensées et leurs émotions, il devient possible de préciser la nature du problème à l'origine du mal-être. Nous pouvons alors effectuer une transition entre émotionnel et rationnel. Lorsque nous n'y prenons pas garde, notre première stratégie pour échapper à l'anxiété ou à la tristesse est de sauter sur la première solution qui nous permettra d'échapper à la tension émotionnelle. Ces stratégies centrées sur l'émotion vont de l'évitement pur et simple de la situation (je n'invite pas d'amis à dîner parce que j'ai peur de leur jugement) à la fuite (je m'occupe de servir et de débarrasser pendant que mon conjoint fait la conversation). Au contraire, une stratégie centrée sur le problème suppose d'accepter l'émotion (je suis anxieux, je le reconnais et je ne fuis pas le problème), d'expliciter la nature des enjeux (examen des pensées automatiques afin de dégager le vrai problème posé par la situation) et de revenir au réel pour trouver les solutions (s'il y en a).

Ainsi, dans une seconde partie de la thérapie, un autre carnet est remis au patient. Il lui permet une critique systématique des erreurs de raisonnement.

Ce carnet permet de noter les pensées associées à l'émotion et de les comparer à la réalité pour en faire la critique : en quoi ces pensées ne sont pas en rapport avec la réalité ?

Il devient possible ainsi de construire un discours plus réaliste. Pour parvenir à cette critique et construire ce discours, plusieurs possibilités sont à notre disposition : examiner l'évidence, trouver d'autres interprétations, observer ce que d'autres personnes de notre entourage penseraient dans la même situation, s'imaginer soi-même au cinéma en train d'observer la scène face à laquelle nous sommes confrontés et tirer parti de ce décalage.

Exemple :

| **Situation problème** | **Pensée automatique associée** | **En quoi cette pensée n'est-elle pas réaliste ?** | **Pensée mieux adaptée à la réalité** |
|---|---|---|---|
| Je sors d'une réunion. Comme je n'écoutais pas vraiment, mon patron m'a dit : « Il faudrait être plus professionnel ! Nous ne sommes plus dans la cours de récréation ! » | Je suis nulle. | Hier, il m'a fait un compliment sur la qualité de mon travail. Il dit ça à d'autres salariés. Il n'a pas forcément la vérité absolue. | C'est vrai que je n'étais pas attentive mais ça ne veut pas dire que je suis nulle. |

Voici quelques exemples de pensées réalistes issus des carnets de patients :

– (en réaction à la crainte d'être jugé négativement par ses amis) : « En fait, lorsque je discute avec mes amis, ils ne me jugent pas (ou rarement, et même alors c'est sans conséquence grave). »

– (en réaction à la fatigue) : « Depuis le début de ma dépression, j'ai la tête sous l'eau, je suis débordé, mais il y a des solutions. D'abord, ce n'est pas toujours une catastrophe de ne pas tout faire. Ensuite, je peux compter sur certaines personnes. »

– (en réaction à la grande difficulté à se concentrer pour rédiger un document) : « Une synthèse, c'est toujours compliqué. Je peux demander un conseil, ça ne signifiera pas que je suis incompétent. »

## *Être vigilant sur ses erreurs de raisonnement et affronter les situations*

Au fil des séances, l'équipe formée par le thérapeute et son patient va repérer et étiqueter les dysfonctionnements cognitifs, ces erreurs dans la logique des raisonnements. Entre autres erreurs, Muriel avait tendance à généraliser des événements ponctuels à l'ensemble d'une situation ou à se focaliser sur une partie du discours. Une liste peut être établie, et progressivement les biais dans le traitement de l'information vont être corrigés. Le paragraphe ci-dessous donne une idée des erreurs les plus fréquentes.

– **Une pensée dichotomique** (en tout ou rien) : si la performance attendue n'est pas totale, c'est qu'elle ne vaut rien (« si on ne me félicite pas, c'est que je ne vaux rien »).

– **Une surgénéralisation** : un événement négatif devient prédicteur d'une incapacité globale (« je n'ai pas été bon la dernière fois, je ne le serai jamais plus à l'avenir »).

– **Une disqualification du positif** : le patient sélectionne les informations et réduit l'impact des évaluations positives (« ma femme m'a dit que je m'étais bien comporté face à des amis un peu agressifs au cours du dîner. Elle le dit uniquement pour que je ne me sente pas trop nul »).

– **Des inférences arbitraires** : le sujet tire des conclusions sans preuve (« ils me trouvent mauvais », sans que personne ait manifesté de comportements soutenant cette supposition).

– **Une personnalisation** : le patient ramène à lui des événements trouvant (au moins en partie) des explications par ailleurs. « Mon mari se fait du souci à cause de mon état, je lui gâche la vie, ainsi que celle de mes enfants. »

– **La focalisation** (aussi appelée « abstraction sélective ») : les patients se concentrent sur un détail ou sur un ensemble de détails que comporte une situation et ils occultent tout le reste. Environ deux semaines après avoir débuté la photothérapie, Jean-Pierre a repris son travail, sans être encore revenu pour autant à sa forme estivale. En début de consultation, il relate les événements de la semaine écoulée. Son récit montre qu'il est parvenu à réaliser la plupart des tâches qui lui ont été confiées. Cependant, la première partie de son discours est focalisée sur les erreurs, les oublis et les difficultés à se mettre en route.

### *Identifier les schémas centraux de pensée*

Les dernières séances d'une thérapie cognitive et comportementale sont marquées par l'identification et la discussion des schémas centraux de pensée. Il s'agit là de croyances profondes qui orientent nos actions et guident notre existence. Le thérapeute comportementaliste et son patient y accèdent au travers des carnets cités plus haut, en allant au bout de la logique négative de la pensée dysfonctionnelle. Chez les patients déprimés, ces croyances trouvent leur caractère pathologique dans leur excès et dans leur rigidité. Elles entraînent le patient dans un monde où l'objectif ne peut être atteint. Ces croyances sont en nombre limité pour un même patient et ne sont pas spécifiques du trouble affectif saisonnier. On peut simplement dire que la baisse d'humeur hivernale fait ressortir des schémas profonds de pensée. Parfois, ces croyances sont conditionnelles : « Si je ne suis pas aimé de toutes les personnes qui m'entourent, c'est que je ne vaux rien » ; mais bien souvent, ces croyances s'expriment sans condition : « Il faut être aimé et apprécié de tous. »

Le tableau ci-dessous résume ces principales croyances.

| **Domaine** | **Croyance** |
| --- | --- |
| Réussite | Je dois réussir tout ce que j'entreprends (sinon je ne vaux rien) |
| Code moral personnel | Je dois être aimable envers tout le monde (sinon je suis un être détestable) |
| Autonomie | Je dois pouvoir réaliser la plupart de mes actions seul, sans aide de quiconque (sinon ça veut dire que je suis nul(le), ou que c'est un signe de faiblesse) |
| Amour | Je dois être aimé(e) de tous (sinon je ne vaux rien) |
| Perfectionnisme | Je dois tout faire parfaitement |
| Approbation des autres | Ce sont les autres qui déterminent qui je suis |
| Droit à la considération | Les gens doivent être honnêtes et équitables avec moi |
| Omnipotence | Je dois tout savoir sur tout (ou en tout cas plus que les autres) |

Le thérapeute et son patient utilisent les carnets et la technique de la « flèche descendante » pour identifier plus précisément ces croyances. Le thérapeute suppose avec son patient que la pensée est vraie et lui demande systématiquement d'en tirer les conséquences. Reprenons le cas de Muriel qui souffrait tant de ne pas pouvoir s'exprimer au cours du dîner.

La pensée automatique était : « Je me sens inutile et stupide lorsque je suis dans un dîner. Tout le monde semble à l'aise et connaît des choses, mais moi je reste sur ma chaise sans pouvoir dire un mot » ; et l'émotion notée était : tristesse.

– Et si c'était vrai, quelles en seraient les conséquences ?

– Tout le monde se désintéresserait de moi.

– Et alors ?

– Plus personne ne voudrait me fréquenter.

– Et alors ?

– Je serais rejetée par tout le monde. Or j'ai besoin de leur affection.

Lorsque le thérapeute résume la discussion, il obtient : « Si je ne m'exprime pas au cours du dîner, je ne serai plus aimée. »

Par la suite, l'équipe patient-thérapeute va travailler à assouplir ces schémas (et non les supprimer car ils font partie intégrante du sujet). Patient et thérapeute discutent des avantages et des inconvénients de la croyance, pèsent le pour et le contre, et aboutissent le plus souvent à des épreuves de réalité qui contredisent le schéma. Par exemple, s'opposer à un ami si la croyance est que la désapprobation entraînera le rejet, ou exprimer son ignorance sur un thème si la croyance est qu'il faut savoir tout sur tout pour obtenir l'estime d'autrui.

Au total, les thérapies cognitives et comportementales ont fait la preuve de leur efficacité aussi bien dans les états dépressifs caractérisés que dans les troubles affectifs saisonniers. Elles permettent au patient de revenir dans leur réalité afin de trouver les meilleures stratégies d'action. Mais le caractère préventif des TCC vient également du travail réalisé sur les schémas : en étant moins excessif avec soi-même, moins totalitaire dans son raisonnement, les personnes souffrant de trouble affectif saisonnier supportent bien mieux leurs baisses de forme hivernales.

# Mécanismes chronobiologiques et autres applications de la photothérapie

# Les rythmes biologiques

## L'impact des rythmes biologiques dans notre vie quotidienne

L'impact des rythmes biologiques dans notre vie quotidienne est considérable. Le premier rythme biologique qui vient à l'esprit est le cycle veille-sommeil. L'horloge biologique permet la synchronisation du sommeil avec le cycle lumière-obscurité. C'est la raison pour laquelle les heures de coucher et de lever sont relativement constantes pour un individu donné. L'horloge est responsable de bien d'autres rythmes biologiques. Par exemple, la vigilance, les performances cognitives, la mémoire, l'efficacité musculaire, la température corporelle, les activités gastro-intestinales, la pression artérielle sont maximales pendant le jour, c'est-à-dire pendant la période active. À l'opposé, la sécrétion de l'hormone mélatonine, la relaxation musculaire, la pression de sommeil sont maximales pendant la nuit, lors de la période inactive. Si l'horloge biologique n'est pas synchronisée de manière correcte, les rythmes qu'elle contrôle ne seront pas exprimés de façon adaptée – ce qui pourra avoir des conséquences plus ou moins sérieuses.

L'importance des rythmes biologiques devient évidente lorsque nous sommes amenés à vivre avec des horaires décalés. Ce sont les symptômes bien connus de « décalage horaire » éprouvés après avoir franchi rapidement plusieurs fuseaux horaires, ou encore lors du travail de nuit. Dans ces situations, l'horloge biologique n'est plus synchronisée avec l'environnement, c'est-à-dire qu'elle n'est plus en phase avec le rythme veille-sommeil que l'on impose à l'organisme. On cherche à être actif pendant la nuit biologique et à dormir pendant le jour biologique. Les conséquences ont été vécues par la plupart d'entre nous : nous sommes moins performants de nuit, nous commettons plus d'erreurs, nous sommes moins vigilants. En même temps, nous dormons moins bien de jour, notre sommeil est plus léger, il est plus fragmenté (nous nous réveillons plus souvent) et il est moins efficace (nous sommes moins reposés à notre réveil).

Une mauvaise synchronisation de l'horloge biologique peut avoir des conséquences dramatiques. Le nombre d'accidents de la route culmine entre 2 heures et 5 heures du matin. Dans les services d'urgences des hôpitaux, tout le personnel sait que le milieu de la nuit est la période la plus propice aux erreurs médicales tout comme aux défaillances des patients. Les trois catastrophes nucléaires identifiées à ce jour par la presse (Three miles Island, Peachtree et Tchernobyl) se sont toutes produites au cours de la nuit ou très tôt le matin. Dans chaque cas, des erreurs humaines ont été avancées pour expliquer l'accident. Inversement, l'Europe a évité de justesse une catastrophe nucléaire le 25 juillet 2006 à Forsmark, en Suède. Un court-circuit avait provoqué le black-out d'un réacteur. La seule solution pour éviter la fusion du cœur de la centrale était de mettre en route les quatre générateurs pour alimenter en électricité les pompes de refroidissement du réacteur, mais aucun n'avait démarré spontanément comme il aurait dû le faire. Ce n'est que grâce à la vigilance et à l'implication de l'équipe que les générateurs de secours ont pu redémarrer : l'incident s'est produit en milieu d'après-midi.

Le message ici est que l'horloge biologique nous permet un fonctionnement physique et intellectuel optimal de jour et non de nuit.

## Différences de rythme entre les individus

Nous sommes tous semblables et nous sommes tous différents. Tous semblables car l'homme est une espèce diurne : nous sommes actifs le jour et dormons la nuit. Tous différents car il existe de petits dormeurs, des marmottes, des couche-tôt, des lève-tard, des individus qui bondissent du lit dès qu'ils ont ouvert un œil et d'autres qui sont dans le « brouillard » pendant une heure après leur lever. Il existe autant de différences qu'il existe d'individus, ou presque. Ces distinctions, que l'on a longtemps attribuées à des facteurs psychologiques, ont une origine biologique (chronobiologique). On appelle **chronotype** le profil préférentiel d'un individu concernant son cycle veille-sommeil. Le chronotype peut être du matin, du soir, ou bien intermédiaire comme c'est le cas pour la majeure partie de la population (un peu plus de 50 %). Le chronotype dépend de facteurs génétiques (les gènes de l'horloge biologique sont responsables de la période endogène), de facteurs environnementaux comme les synchroniseurs sociaux, et de l'âge. Il dépend aussi sans doute, dans une certaine mesure, de facteurs psychologiques dont les rôles ne sont pas bien connus. Le questionnaire donné en annexe vous permettra de connaître votre chronotype.

## DÉVELOPPEMENT ET ÉVOLUTION DE LA RYTHMICITÉ CIRCADIENNE AU COURS DE LA VIE

Les heures de coucher et de lever varient d'un individu à l'autre, mais aussi pour un même individu au cours de la vie.

*In utero*, le ***fœtus*** reçoit de sa mère des informations temporelles, qui lui permettent d'avoir des activités circadiennes (des rythmes de 24 heures). À la naissance, ces rythmes de 24 heures sont largement perdus. Chez le nouveau-né, la plupart des activités biologiques deviennent ultradiennes (rythmes rapides) : le cycle veille-sommeil par exemple est de trois ou quatre heures. Il faudra attendre la maturation de l'horloge biologique au cours des premiers mois de la vie pour que se développe la rythmicité circadienne et un cycle veille-sommeil synchronisé avec les 24 heures et surtout avec celui de ses parents !

Après la mise en place d'une rythmicité de sommeil normale, les ***enfants*** sont plutôt matinaux, ils se couchent tôt et se lèvent tôt (trop tôt le week-end si l'on demande l'avis des parents !). Au cours du développement, leur rythme se décale et ils deviennent de plus en plus « tardifs ». À ***l'adolescence***, entre 10 et 20 ans, la période de sommeil se décale progressivement, en moyenne de une heure et demie chez les filles et deux heures et demie chez les garçons. Les enfants se couchent et se lèvent de plus en plus tard (voir illustration page suivante). Ce n'est qu'à partir de l'âge de 20 ans environ que la « dérive » des heures du coucher s'inverse pour avancer progressivement au cours du vieillissement. Les parents confrontés au coucher tardif de leurs enfants adolescents doivent donc comprendre que ce phénomène est principalement d'origine biologique – il implique l'horloge biologique interne (voir le chapitre sur les rythmes biologiques page 183) – et n'est pas uniquement lié à des raisons psychologiques (elles sont sans doute aussi impliquées). En outre, comme l'illustre la figure suivante, il suffit d'être patient puisque non seulement cette tendance se stabilise, mais elle s'inverse par la suite !

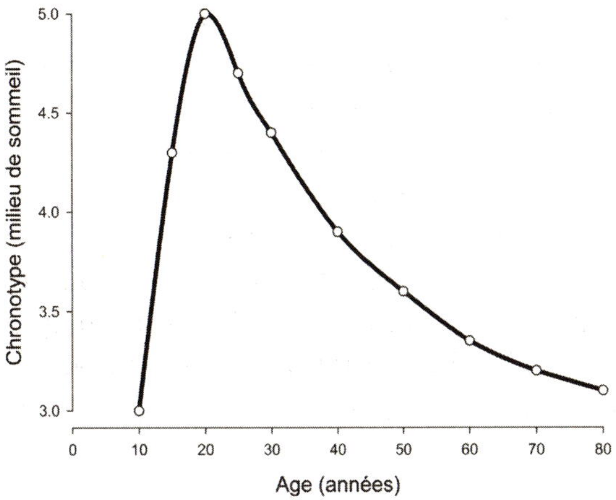


**Effets de l'âge sur le chronotype.** Jusqu'à 20 ans environ, le cycle veille-sommeil se décale – il retarde – progressivement (le centre du sommeil se situe aux environs de 3 heures du matin à 10 ans et vers 5 heures à 20 ans). Puis, après l'adolescence, le cycle veille-sommeil se décale dans l'autre sens – il avance – on se couche et se lève de plus en plus tôt au cours du vieillissement (adapté de Roenneberg T., *Curr Biol.* 2004).

Au cours du ***vieillissement***, on se couche et on se lève plus tôt, la durée du sommeil diminue et sa fragmentation augmente. On se réveille éventuellement moins reposé. Il est aussi généralement plus difficile de se rendormir en cas de réveil matinal. L'amplitude de certains rythmes biologiques est diminuée. C'est le cas de certaines hormones (le cortisol, l'hormone de croissance, la TSH [l'hormone qui contrôle la thyroïde], la prolactine) et de l'intensité du sommeil (la durée de sommeil lent profond diminue avec l'âge). Certaines études ont montré que les rythmes de température corporelle et de mélatonine étaient moins amples chez le sujet âgé que chez le sujet jeune. Dans tous les cas, les perturbations de ces rythmes constituent les causes principales de la dégradation de la qualité de la vie au cours du vieillissement. Entre 40 % et 70 % des personnes âgées se plaignent de troubles du sommeil et les plus de 60 ans consomment à eux seuls plus de 40 % des hypnotiques prescrits en France. Malgré l'intérêt croissant pour la chronobiologie, les mécanismes responsables de ces changements avec l'âge ne sont pas encore élucidés.

L'ensemble de ces modifications au cours du vieillissement pourrait avoir une origine chronobiologique. En effet, tout comme les autres structures de l'organisme, l'horloge biologique peut vieillir à plusieurs niveaux. L'horloge pourrait vieillir et devenir moins précise, elle pourrait devenir moins sensible à la lumière, ou encore la qualité des informations qu'elle transmet aux différentes structures et aux organes du corps humain pourrait s'altérer. Les origines exactes de ces changements au cours du vieillissement ne sont pas encore connues, et c'est la raison pour laquelle ce domaine de recherche est actuellement très actif.

Nous savons que les troubles chronobiologiques peuvent aboutir à une palette de problèmes tels qu'une perturbation du sommeil, une diminution de la vigilance, des déficits cognitifs et psychomoteurs et des altérations endocriniennes et métaboliques. Ces troubles associés au vieillissement peuvent avoir des conséquences socio-économiques importantes. Ils peuvent conduire à une réduction de l'état de santé global et à une augmentation des risques pathologiques associés. Par exemple, les troubles de la vigilance et les déficits d'attention durant la journée peuvent avoir pour conséquence une chute, qui, si elle est responsable d'une fracture, peut fortement entacher la capacité de l'individu âgé à maintenir une vie autonome.

# La désynchronisation de l'horloge biologique dans des situations normales

## Trouble du rythme circadien du sommeil, de type décalage horaire (*Jet lag*)

*Jean a 42 ans lors de sa première consultation. Il occupe le poste a priori enviable de directeur marketing d'une importante entreprise de cosmétiques. Il habite le Paris des beaux quartiers. Il compte de nombreux amis et, s'il est célibataire, c'est son propre choix. Pourtant, le motif de sa consultation tient en un seul mot : dépression. Ce n'est pas une dépression du cadre allant sur la cinquantaine, du genre crise existentielle. C'est une dépression d'intensité sévère avec ralentissement psychique et moteur important, tristesse, perte de l'appétit et troubles majeurs du sommeil. Tout a débuté environ un an auparavant. La petite entreprise de Jean vivotait dans le sud de la France et elle a été rachetée par une firme internationale. Jean a fait partie des heureux salariés non seulement intégrés dans la nouvelle structure, mais aussi promus. C'est ainsi que d'un emploi local ou loco-régional (jusque-là Jean faisait surtout la navette entre Paris et Grasse) sa carrière a connu une brusque accélération avec des allers et retours au moins deux fois par mois pour les États-Unis. Au cours des trois premiers mois, c'était le bonheur ! Jean avait l'impression d'être devenu le roi du pétrole : un salaire en nette progression, des trajets en classe affaire, un accueil chaleureux des Américains et des séjours dans des hôtels de luxe. Puis la tension nerveuse a commencé à se manifester. « Je devais être toujours à 100 % de mes capacités. 100 % disponible pour les réunions de travail en arrivant en France ou*

> *aux États-Unis, 100 % concentré dans l'avion pour préparer les réunions, 100 % à l'écoute de mon équipe. » D'environ huit heures de sommeil en rythme normal, Jean est passé à cinq heures en rythmes décalés. « Quand j'allais aux États-Unis, ma journée était d'au moins trente heures si je tiens compte du décalage horaire (vingt-quatre heures + six heures du décalage horaire) et quand je rentrais en France, ma journée ne faisait plus que dix-huit heures (vingt-quatre heures – six heures de décalage horaire). Dans un premier temps, j'ai bien essayé de ne pas me décaler, comme me l'avait conseillé mon médecin traitant. Mais ça s'est vite avéré impossible car mes réunions ne coïncidaient pas avec ce type de rythme. Progressivement, tout s'est détraqué en moi : je ne dormais plus que quelques heures, j'ai perdu l'appétit (je crois bien avoir perdu 6 kilos en trois mois) et un jour, en milieu de réunion, je me suis mis à pleurer sans pouvoir m'arrêter après une critique insignifiante d'une collègue ! »*

Lors du franchissement rapide de plusieurs fuseaux horaires, l'horloge biologique n'est pas mise à l'heure immédiatement – contrairement à notre montre. L'organisme doit donc s'adapter à l'heure du nouveau pays, avec une horloge qui est toujours à l'heure du pays d'origine. C'est ce qu'on appelle un état de désynchronisation de l'horloge biologique. Prenons l'exemple d'un vol de la France vers New York. À l'arrivée, par exemple à 18 heures, heure locale, il est minuit, heure française. L'endormissement se fera en principe sans grande difficulté quelques heures plus tard, car la journée aura été longue et il sera « tard » pour l'organisme. En revanche, la nuit ne sera pas de bonne qualité. Le sommeil ne sera pas consolidé – il sera fragmenté d'éveils – et il sera d'une qualité de récupération assez pauvre. En effet, l'horloge biologique, toujours calée sur l'heure française, « sonnera le réveil » aux environs de l'heure habituelle de lever en France, par exemple 7 heures du matin, soit seulement 1 heure à l'heure américaine (seulement quelques heures après le coucher). Un individu jeune pourra se rendormir, mais ce sera difficile, voire impossible chez l'enfant et le sujet âgé. C'est le décalage horaire qui est responsable de ce symptôme d'insomnie matinale, puisque l'horloge biologique n'est pas synchronisée immédiatement au cycle veille-sommeil local. Les symptômes sont généralement passagers et plus ou moins marqués selon les individus et leur âge. Il ne faut en général que quelques jours pour que l'horloge biologique se cale progressivement sur la nouvelle heure.

Au retour vers la France, c'est le phénomène inverse qui va se produire. L'horloge biologique, qui se sera éventuellement synchronisée à l'heure américaine, sera en retard de six heures sur l'heure française. On observera typiquement des difficultés d'endormissement (insomnie de début de nuit) et des difficultés de réveil. Un réveil qui sonnera à 7 heures du matin heure française sonnera en fait à 1 heure du matin à l'heure biologique américaine. Difficile !

## Stratégie de traitement du *jet-lag*

Le traitement des troubles du décalage horaire dépend du nombre de fuseaux horaires traversés et de la direction du voyage. Il est généralement plus difficile de s'adapter à un voyage vers l'est (nécessitant une avance des rythmes circadiens et des horaires de sommeil) qu'à un voyage vers l'ouest. On considère qu'il faut environ une journée par heure de décalage horaire pour resynchroniser l'horloge biologique. Il existe néanmoins de grandes différences de sensibilité d'un individu à l'autre et aussi selon l'âge.

Pour un vol vers l'ouest, par exemple de Paris vers la côte est des États-Unis, on doit à l'arrivée avancer sa montre de six heures. Résultat : à 18 heures, heure locale américaine, il sera déjà minuit à l'heure biologique interne de l'individu. Dans cette situation, les troubles observés sont une fatigue en fin de journée (somnolence excessive) et un réveil au milieu de la nuit avec difficulté à se rendormir (insomnie matinale). **Il faudra donc retarder l'horloge de six heures**.

L'objectif d'une photothérapie dans ce cas-là est de retarder l'horloge biologique de six heures pour la mettre à l'heure américaine. La stratégie consistera à s'exposer à un maximum de lumière naturelle entre 12 heures et minuit heure locale (correspondant à dix-huit heures – six heures, heure interne) ou à une heure d'exposition à une lumière de forte intensité (avec un panneau lumineux, par exemple) entre 20 heures et 22 heures (heure locale). Pour de meilleurs résultats, il faudra combiner cette exposition lumineuse en fin de journée avec une réduction de l'exposition à la lumière le matin (jusqu'à midi heure locale environ), en portant par exemple des lunettes de soleil.

En quelques jours, l'heure biologique interne sera en phase avec l'heure solaire locale ; le sommeil pourra prendre place naturellement la nuit et la veille durant la journée.

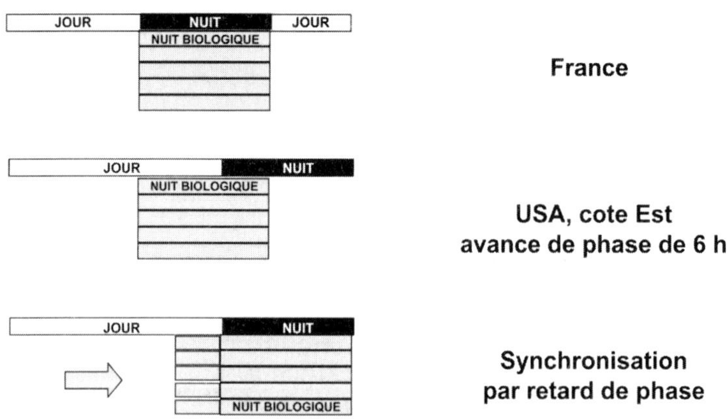


Pour un vol vers l'est, par exemple pour un voyage de France vers le Sri Lanka, ou bien de retour des États-Unis (après être resté sur place suffisamment longtemps), on doit, à l'arrivée, retarder sa montre de six heures. Résultat : à minuit, heure locale, il ne sera que 18 heures à l'heure biologique.

Pour éviter les troubles du décalage horaire (dans ce cas-là, une insomnie en début de nuit et une difficulté de réveil), il faudra donc avancer l'horloge de six heures. La stratégie d'exposition est un peu plus complexe dans cette direction, ce qui explique pourquoi il est généralement plus difficile de se resynchroniser après un vol vers l'est.

L'approche consistera à s'exposer à un maximum de lumière entre 12 heures et minuit (correspondant à 6 heures-18 heures heure interne) et à avancer progressivement la plage d'exposition à la lumière de une à deux heures par jour, jusqu'à s'exposer à partir du lever désiré (voir schéma). Par exemple, il faudra s'exposer entre 10 heures et 22 heures le 2$^{e}$ jour, 8 heures et 20 heures le 3$^{e}$ jour, puis entre 6 et 8 heures à partir du 4$^{e}$ jour. En dehors de ces périodes d'exposition à la lumière, il faudra éviter de s'exposer, en portant par exemple des lunettes de soleil. Là encore, ces périodes d'exposition pourront être efficaces si une lumière de forte intensité est utilisée (avec un panneau lumineux, par exemple).

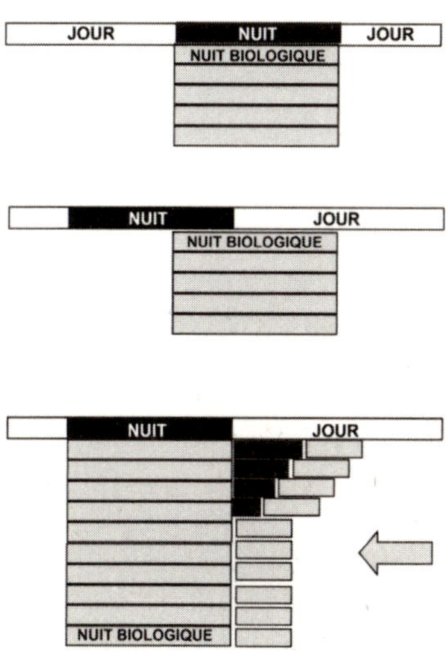


**USA, cote Est**

**France**
**retard de phase de 6 h**

**Synchronisation**
**par avance de phase**

## Trouble du rythme circadien du sommeil, de type travail posté ou à horaires variables

*Rachel a 48 ans et c'est déjà son second divorce. C'est aussi la seconde fois qu'elle se sent en grande difficulté psychique. Dans les suites de son premier divorce, elle a présenté un épisode dépressif majeur et, si elle consulte maintenant, c'est qu'elle ne veut pas rechuter. Ses problèmes conjugaux datent de plusieurs années. Rachel est infirmière et son mari est ambulancier. Ils se sont rencontrés il y a une dizaine d'années dans le cadre professionnel, et une fille, Arielle, est née de cette union. Il y a trois ans, afin d'améliorer les finances du couple, Rachel a accepté de prendre un poste de nuit dans le service de gérontologie. Dans les premiers temps, tout se passait au mieux : le couple vivait sa période de tranquillité, Arielle grandissait et l'ambiance au travail était excellente. Rachel éprouvait quelques difficultés pour dormir dans la journée mais elle s'arrangeait avec ses collègues pour dormir une à deux heures durant sa nuit. Cinq à six heures de sommeil dans la journée ajoutées au sommeil de nuit : le compte y était ou presque. Mais le recrutement des infirmières étant ce qu'il est actuellement dans les hôpitaux, l'équipe de Rachel s'est retrouvée amputée de deux personnes et là, plus moyen de se reposer durant la nuit. Dans les mois qui ont suivi, Rachel récupérait de moins en moins bien. Elle devenait irritable, réagissait de plus en plus mal aux petits stress du quotidien. Le climat conjugal s'est progressivement dégradé. Environ six mois avant cette consultation, une fibroscopie gastrique pratiquée en raison de douleurs abdominales particulièrement pénibles a mis en évidence un ulcère au niveau du duodénum.*

Dans les pays industrialisés, environ 20 à 25 % des travailleurs occupent des emplois à horaires décalés. Ce décalage n'est pas sans conséquence sur l'organisme.

Le travail de nuit ou le travail posté est très fréquemment associé à une désynchronisation de l'horloge biologique. À cause du changement d'horaires de travail (dans le cas du travail posté avec postes changeants), et parce que l'horloge ne se remet pas à l'heure suffisamment rapidement, le travailleur posté est bien souvent dans une sorte d'état de décalage horaire chronique. Dans la plupart des cas, l'individu va travailler pendant sa nuit biologique et va tenter de dormir pendant sa journée biologique. Un grand nombre de travailleurs postés se plaignent de difficultés de sommeil, de troubles de la vigilance, de troubles de la mémoire, de troubles digestifs et de troubles de l'humeur. Ces symptômes sont typiques d'un état de synchronisation incorrecte de l'horloge biologique. Même lorsque les individus ne travaillent que de nuit, sans changement d'horaires, les études font apparaître que l'horloge biologique, qui devrait se caler sur le rythme de travail nocturne, n'est bien synchronisée que dans moins de 50 % des cas. Ce résultat assez déconcertant s'explique facilement. Les travailleurs et les travailleuses de nuit ont également une vie sociale : ils sont mariés ou vivent en couple, ils ont des enfants ou une famille. Cet environnement social obéit dans la plupart des cas à des rythmes classiques, si bien que les fins de semaine et les jours de repos se déroulent selon des horaires normaux. Cette réadaptation sociale vient perturber l'horloge en tentant de la remettre à l'heure de jour. Patatras ! L'horloge qui tentait de se synchroniser au travail de nuit est maintenant confrontée à des influences contradictoires.

Les horaires décalés ont un impact sur la santé. La fréquence des épisodes dépressifs semble augmentée, mais nous ne disposons que de peu d'enquêtes correctement réalisées. Les décalages horaires entraînent des modifications de nos habitudes alimentaires. Dans le cadre du travail posté, on assiste à une multiplication des erreurs diététiques : une augmentation de la ration glucidique, un grignotage fréquent, une consommation d'en-cas riches en lipides. La prise de poids est donc fréquente. Mais il y a plus : la digestion se déroule à des moments de la journée où normalement l'estomac est au repos. Cette réactivation digestive est à l'origine de nombreux troubles fonctionnels (constipation, lourdeurs intestinales, etc.). Un cran plus loin, nous trouvons une augmentation de la fréquence d'ulcères gastriques et duodénaux.

Plusieurs enquêtes épidémiologiques menées au cours des dix dernières années font état d'une augmentation du risque de présenter un cancer du sein chez les femmes qui travaillent de nuit. Dans une analyse de toutes les études publiées sur le sujet, le Dr Sarah Megdal, de l'université de Yale aux États-Unis, a montré que le risque était relativement faible mais tout de même multiplié par environ 1,5 dans cette population[1]. Les perturbations hormonales, fréquentes chez les travailleuses postées, ont été mises en avant pour expliquer cette augmentation du risque. Les travailleurs postés pourraient souffrir d'autres maladies hormonales. Il a ainsi été mis en évidence un doublement du risque de présenter une thyroïdite dans cette population et une plus grande difficulté à équilibrer son taux de sucre dans le sang (glycémie) chez les patients diabétiques.

D'autres cancers dépendant des hormones semblent plus fréquents, même si l'augmentation du risque apparaît assez faible : c'est le cas notamment des cancers de la prostate. Plusieurs études publiées au début des années 2000 ont donc rapporté une prévalence plus élevée de certains types de cancers chez les travailleurs postés. Il faut se garder de toute conclusion hâtive mais, puisque l'horloge circadienne est impliquée dans la division des cellules de l'organisme, il est tout à fait concevable que la mauvaise synchronisation de l'horloge soit impliquée dans le développement de cancers. Les études réalisées chez l'animal vont dans ce sens. On observe un

---

1. Megdal S.P. *et al.* : « Night work and breast cancer risk : A systematic review and meta-analysis », Eur J Cancer. 2005 ; 41 (13) : 2023-32.

développement accru de tumeurs cancéreuses chez des animaux exposés à des cycles lumière-obscurité variables (tout comme les travailleurs postés), ou chez des animaux possédant une déficience pour l'un des gènes horloge. La bonne synchronisation de l'horloge biologique serait donc importante pour le bon contrôle de la division cellulaire et la lutte contre la prolifération cellulaire anarchique caractéristique des cancers. L'ensemble de ces données a conduit l'Organisation mondiale de la santé (OMS) à considérer le travail posté comme un probable carcinogène[1] avec perturbation circadienne (l'horloge biologique).

Assez logiquement, les travailleurs postés gèrent moins bien leur hygiène de vie. Comment s'étonner de voir au sein de cette population une augmentation modeste mais réelle des taux de graisses dans le sang (en particulier les triglycérides), une plus grande fréquence d'hypertension artérielle[2] et, au final, un risque légèrement accru de souffrir d'une maladie cardio-vasculaire (infarctus, angine de poitrine).

Les troubles du sommeil du travail posté sont difficiles à traiter, surtout pour les postes à horaires variables (3 × 8 par exemple). En effet, les horaires de travail changent trop vite pour que l'horloge biologique puisse être synchronisée, ce qui fait que l'horloge est quasiment toujours « déréglée ». Il existe plusieurs types de travail posté. Nous avons ainsi le poste de nuit, le poste du matin et les postes à horaires variables (type 3 × 8).

1. International Agency for Research on Cancer, World Health Organization, Press Release n° 180, 5th december 2007.

2. L'équipe toulousaine du Pr Ruidavets a utilisé les registres de médecine du travail pour 2 610 hommes âgés de 50 à 60 ans de Haute-Garonne. Ruidavets J.B. *et al.* : « Cardiovascular risk factors and shift work in men living in Haute-Garonne, France », *Arch Mal Cœur.* 1998 ; 91 (8) : 957-62.

En général, les troubles du travail posté sont caractérisés par des plaintes d'insomnie ou de somnolence diurne pendant les heures de travail et une mauvaise qualité du sommeil. En plus d'une altération des performances au travail, une vigilance réduite peut aussi avoir des conséquences sur la sécurité. Une étude italienne menée par Sandro Garbarino[1], de l'université de Gêne, a montré une nette augmentation des accidents de la route chez les policiers travaillant de nuit. Les troubles du sommeil sont rapportés chez environ 50 % des travailleurs postés et persistent pendant toute la durée de la période de travail. Chez certains individus, la perturbation du sommeil peut persister au-delà de la durée du travail posté. Chez les travailleurs qui occupent toujours le même poste (par exemple de nuit), la synchronisation de l'horloge devrait être plus facile. Comme nous l'avons dit plus haut, ce n'est malheureusement pas toujours le cas, puisque les activités de jour, lors des fins de semaine et des vacances, viennent déstabiliser l'horloge par une exposition à la lumière au mauvais moment.

*Sandra était une infirmière tonique de 38 ans, travaillant dans un service de cancérologie dans un grand hôpital parisien. Elle était séparée de son compagnon depuis trois ans et elle devait élever sa petite fille de 5 ans sans pouvoir recourir à l'aide de ses parents, habitant à plus de 200 km de la capitale. Sandra avait choisi de travailler de nuit pour la simple raison que son salaire s'en trouvait amélioré et qu'elle disposait de journées de récupération pour voir sa fille. C'est sa gynécologue qui lui avait conseillé de venir consulter un psychiatre en raison d'une nette accentuation de son*

1. Garbarino S. *et al.* : « Sleepiness and road accidents among policemen on shif-work on Italian highways: Study of the national highway network in the period of 1993-1997 », *Med Lav.* 2000 Sep-Oct ; 91(5):486-93.

*irritabilité au cours des derniers mois. Le premier entretien devait montrer qu'il n'y avait pas seulement une intolérance à la contrainte. Toute la sphère émotionnelle était affectée : Sandra pleurait facilement, elle s'angoissait de façon excessive pour sa fille et se sentait épuisée. Tout à l'exposé de son désarroi, elle n'avait même pas pris le temps de dire à sa gynécologue que ses règles étaient devenues irrégulières.*

*L'état dépressif de Sandra semblait en relation directe avec son travail posté. C'est la raison pour laquelle nous avons opté pour une photothérapie.*

Les recommandations actuelles sont les suivantes – elles doivent être adaptées à chaque patient, selon son chronotype et son type de poste de travail :

- pour une prise de poste de nuit : un traitement d'une heure d'exposition à 10 000 lux en fin d'après-midi en évitant la lumière le matin (en portant des lunettes de soleil pour le retour à la maison) ;
- pour une prise de poste du matin : un traitement d'une heure d'exposition à 10 000 lux au lever ou en début de poste en évitant la lumière le soir ou en fin d'après-midi.

*Sandra commençait son travail vers 20 heures pour le terminer vers 7 heures. L'exposition à la lumière fut décidée et Sandra devait s'y astreindre chaque jour de garde entre 17 heures et 18 heures, après avoir récupéré sa fille à l'école. La première amélioration fut une réduction assez sensible du temps qu'elle prenait durant la nuit pour préparer les traitements des patients hospitalisés. Son moral s'améliora et elle retrouva le sourire environ deux semaines plus tard. Ses règles redevinrent régulières dès le cycle suivant. La seule (relative) surprise fut un impact assez limité sur son irritabilité, raison initiale de sa consultation ! Il est probable qu'il s'agissait d'un trait de personnalité, accentué par la fatigue liée à ses horaires de travail. Aux dernières nouvelles, Sandra a entrepris une psychothérapie.*

# Pathologies associées à des troubles de fonctionnement de l'horloge

## Syndromes d'avance et de retard de phase, syndrome hypernycthéméral

À l'origine de la rythmicité de l'horloge biologique endogène se situe un petit groupe d'une dizaine de gènes horloges. L'atteinte de l'un de ces gènes (défaut génétique) peut être à l'origine de pathologies. Les mieux connues en chronobiologie par les cliniciens spécialisés dans les consultations de sommeil sont les syndromes d'avance et les syndromes de retard de phase. Les patients présentent des horaires de sommeil avancés ou retardés par rapport à la normale, mais leur sommeil est de durée et de qualité normales. S'ils peuvent vivre selon leur rythme propre, ils ne présentent généralement aucun trouble du sommeil ou de la vigilance. C'est parce qu'ils essaient de suivre des horaires de veille et de sommeil « socialement normaux » qu'ils développent des troubles.

Dans le *syndrome d'avance de phase*, le cycle veille-sommeil est anormalement avancé. Le patient s'endort typiquement très tôt (19-20 heures) et se réveille au milieu de la nuit (vers 3-4 heures). Ce trouble s'observe dans le cas de l'altération d'un seul gène (le gène per2) qui est impliqué dans le fonctionnement de l'horloge biologique.

Le *syndrome de retard de phase* est le trouble opposé. Le cycle veille-sommeil est anormalement retardé. Les patients sont dans l'incapacité de s'endormir avant le milieu de la nuit (3-4 heures du matin) et se réveillent spontanément (quand leur environnement leur en laisse la possibilité) en fin de matinée (11-12 heures). Dans ce cas, c'est un défaut au niveau d'un seul gène horloge (per3) qui est responsable de la pathologie.

Le *syndrome hypernycthéméral* est un trouble de la synchronisation de l'horloge. Tout comme les aveugles qui sont dans un état de *libre cours*, les patients qui présentent un syndrome hypernycthéméral ne parviennent pas à maintenir un cycle veille-sommeil régulier. En général, les heures de coucher et de lever se retardent progressivement au cours du temps. Lorsque les individus tentent de garder une vie sociale et professionnelle normale, ils éprouvent les plus grandes difficultés à rester éveillés de jour, lorsqu'ils sont en pleine nuit biologique. Les causes de ce syndrome sont, contrairement aux deux précédents, encore inconnues.

Les méthodes chronobiologiques peuvent apporter un traitement efficace de ces syndromes. Elles peuvent être de type photique (expositions lumineuses) ou non photique (administrations de mélatonine, par exemple).

## Trouble du rythme circadien du sommeil, de type avance de phase du sommeil

Dans le *trouble d'avance de phase du sommeil*, le cycle veille-sommeil est anormalement avancé. Le patient s'endort typiquement très tôt (19-20 heures) et se réveille au milieu de la nuit (vers 3-4 heures) après une « nuit » de sommeil de bonne qualité. S'il essaie d'adopter des horaires socialement acceptables et vise un coucher par exemple à 23 heures et un lever à 7 heures, il échouera car c'est son horloge biologique interne et non pas sa motivation qui est en cause. Il éprouvera une somnolence intense en fin de journée à cause de laquelle il lui sera difficile de rester éveillé jusqu'à son heure de coucher souhaitée. Il ne pourra pas rester endormi jusqu'en fin de nuit mais sera réveillé très tôt, comme d'habitude. Lorsque les patients atteints de ce trouble peuvent se coucher à leurs heures de coucher naturelles (spontanées) et maintenir un cycle de sommeil avancé, leur sommeil est généralement normal pour leur âge.

La photothérapie est efficace dans le traitement de ce trouble. Son objectif est de retarder l'horloge biologique circadienne par une séance en fin de soirée (voir figure page 202). On associe généralement la photothérapie à ce qu'on appelle une « chronothérapie ». C'est-à-dire qu'on demande au patient de s'astreindre, en plus de la photo-thérapie, à retarder ses heures de coucher et de lever (son cycle veille-sommeil) afin de se caler au plus vite sur ses heures de sommeil désirées.

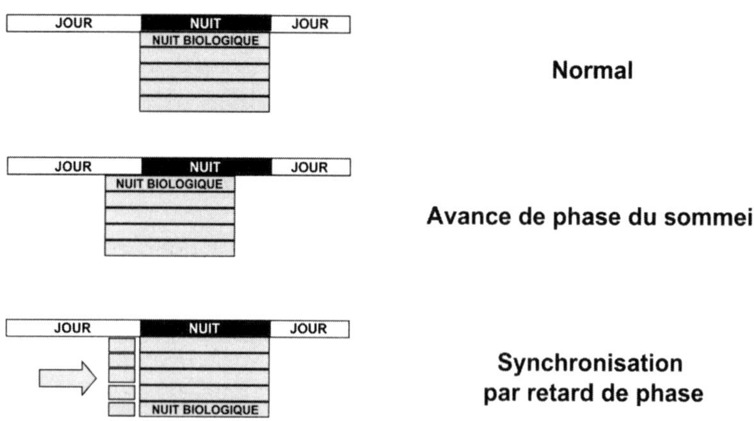


=> Les recommandations actuelles sont une exposition quotidienne de **soixante minutes** (il est possible d'aller jusqu'à deux heures si nécessaire) à une lumière de forte intensité (**10 000 lux**), en fin de soirée (entre 20-22 heures) **selon un protocole adapté au patient** (voir figure ci-dessus), par périodes de **deux à trois semaines**.

Pour de meilleurs résultats, la photothérapie peut être combinée avec une réduction de l'exposition à la lumière le matin (jusqu'à environ midi), en portant par exemple des lunettes de soleil.

## Trouble du rythme circadien du sommeil, de type retard de phase du sommeil

Le *trouble de retard de phase du sommeil* est l'opposé du *trouble d'avance de phase*. Le cycle veille-sommeil est anormalement retardé. Les patients sont dans l'incapacité de s'endormir avant le milieu de la nuit (1-3 heures du matin) et se réveillent naturellement (spontanément) en fin de matinée (9-11 heures), pas avant. Les patients qui sont atteints de ce trouble de retard de phase du sommeil se plaignent d'insomnie de début de nuit car ils n'arrivent pas à s'endormir s'ils se couchent par exemple vers 23 heures. Ils se plaignent aussi de somnolence matinale excessive, en particulier s'ils se forcent à se lever tôt, par exemple pour aller au travail, car évidemment un lever à 7 heures du matin pour ces individus correspond au milieu de la nuit biologique. Ces patients accumulent une dette de sommeil durant la semaine de travail et compensent cela en décalant encore plus leurs horaires de lever pendant le week-end.

*Jean-Marie occupait un emploi de commercial dans une entreprise de produits de nettoyage jusqu'à ce que son entreprise soit mise en liquidation judiciaire. C'était pour lui le travail idéal. Il pouvait organiser son agenda et ses rendez-vous comme il le souhaitait et c'était bien utile pour un homme de 41 ans qui ne se couchait jamais avant 3 h 30 le matin et se levait vers 11 h 30. Sa femme et ses enfants s'étaient fait une raison : les petits déjeuners se déroulaient sans le chef de famille. Jean-Marie se décrivait comme un homme plutôt joyeux de nature, dont les centres d'intérêt tournaient autour de sa famille et de son sport favori, le tir à l'arc.*

*Comme Jean-Marie était très sociable, il s'était fait un grand nombre de relations dans son secteur d'activité et il avait retrouvé assez rapidement un travail. Mais ici les règles étaient différentes : réunion de l'équipe de vente trois fois par semaine au siège de l'entreprise et obligation de communiquer son emploi du temps très régulièrement. Jean-Marie avait tenté tous les petits moyens et il avait finalement réalisé la plupart des erreurs que l'on peut commettre dans cette situation. Il prenait de grandes quantités de café dès le réveil pour se stimuler et poursuivait sa consommation durant la journée (au cours des deux premiers entretiens, nous avons compté plus de vingt tasses équivalents d'expressos chaque jour). Le soir, il se mettait au lit relativement tôt pour lui (23 heures/23 h 30) et tentait de s'obliger à dormir (ce qui n'arrivait jamais). Durant ses fins de semaine, il retrouvait ses rythmes naturels et en profitait pour récupérer : il dormait toute la journée et ne voyait plus sa famille (quant au tir à l'arc, autant ne plus y penser) !*

La photothérapie est efficace dans le traitement de ce trouble, mais les échecs sont, semble-t-il, plus nombreux que dans le cas du traitement de l'avance de phase, peut-être en partie à cause d'horaires de traitement plus difficiles à cibler (par le clinicien) et/ou à suivre (par le patient). La photothérapie à mettre en place doit viser à avancer l'horloge biologique. L'approche la plus simple à mettre en œuvre consiste à effectuer une photothérapie matinale, en commençant à l'heure du réveil tardif du patient (par exemple 11 heures) puis en l'avançant progressivement (30-60 minutes par jour) jusqu'à l'heure du réveil désiré (par exemple 7 heures).

Les recommandations actuelles sont une exposition quotidienne de **soixante minutes** (qui peut aller jusqu'à deux heures si nécessaire) à une lumière de forte intensité (**10 000 lux**), en début de journée **selon un protocole adapté au patient** (voir figure ci-dessous), par périodes de **deux à trois semaines.** En général, après quelques jours, l'exposition aura lieu à l'heure de réveil ciblée (par exemple à 7 heures). Pour de meilleurs résultats, la photothérapie peut être combinée avec une réduction de l'exposition à la lumière le soir (à partir de 18 heures environ), en portant par exemple des lunettes de soleil, afin d'éviter l'effet de cette lumière tardive, qui est de retarder l'horloge.

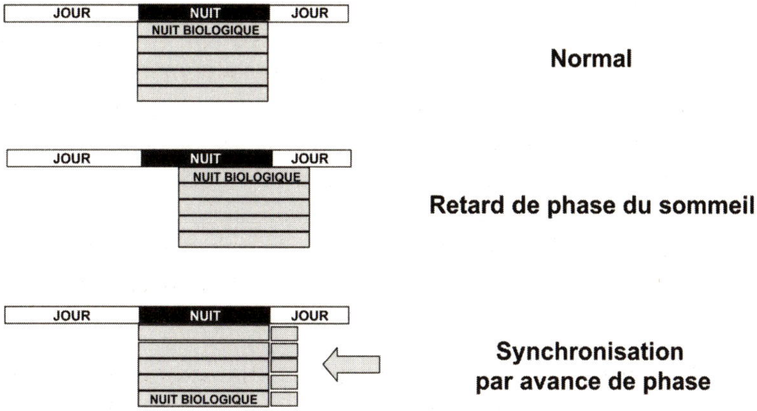


*Convaincre Jean-Marie d'entreprendre un programme ne fut pas une chose aisée. Il fallait d'abord lui faire interrompre son intoxication au café. Or, le café était ce qu'il considérait comme son carburant, ce qui lui permettait de tenir. C'est son épouse qui parvint à le convaincre en lui démontrant que depuis qu'il prenait autant de café, il développait des sortes de tics de la face particulièrement disgracieux. Le souci esthétique de Jean-Marie eut raison de ses arguments !*

*La seconde étape délicate fut de lui faire accepter de parler de son problème au travail. Pour entreprendre la photothérapie, il fallait qu'il prévienne ses supérieurs hiérarchiques de son impossibilité à assister aux réunions du matin. Or, Jean-Marie craignait que la révélation de cette faille ne soit qu'un prélude à son licenciement. Finalement, après un entretien avec le médecin du travail, il fut décidé que ce dernier parle avec la direction. Un certificat médical fut rédigé afin de convaincre ses supérieurs hiérarchiques de la réalité du trouble et de la nécessité du traitement.*

*Une fois ces barrières levées, Jean-Marie débuta sa photothérapie vers 10 h 30. Il restait devant la lampe environ une heure et il en profitait pour passer des coups de téléphone à ses clients et rédiger ses rapports sur son ordinateur. L'efficacité se mesurait sur sa forme physique dans la journée. Dès qu'il avait l'impression d'avoir passé deux bonnes journées de suite, Jean-Marie devait reculer d'une demi-heure son heure de lever. L'heure de coucher restait soumise à l'impression de sommeil : pas de coucher sans envie de dormir était l'impératif. Bien entendu, les fins de semaine étaient soumises aux mêmes règles.*

*Après la première semaine, Jean-Marie se levait à 10 heures et se couchait vers 3 heures. Ce n'était pas la réussite la plus évidente. Au moins avait-il cessé sa consommation de café, il était revenu à une hygiène de vie satisfaisante et ses tics de la face avaient presque disparu. La semaine suivante, Jean-Marie parvenait à se lever vers 9 heures et son coucher se déroulait entre 1 heure et 2 heures. Les entretiens devaient maintenir sa motivation car Jean-Marie était toujours très tenté par des week-ends de récupération qui auraient mis tout notre travail à mal. La troisième semaine fut décisive. Ses supérieurs décidèrent de réunir les équipes en fin de matinée, ce qui permettait à Jean-Marie d'assister aux assemblées. Le soutien de la direction le motiva et il parvint à se lever vers 8 heures pour un coucher qui restait autour de 1 heure. Nous décidâmes d'en rester là. La photothérapie se poursuit encore aujourd'hui.*

Cette approche n'est pas toujours efficace. Il existe une autre stratégie, très utile mais certainement plus difficile à mettre en œuvre. Elle consiste à commencer par une chronothérapie visant à retarder progressivement l'heure de coucher (par exemple de deux heures par jour). La photothérapie discutée précédemment avançait progressivement les heures du lever, allant à l'inverse des aiguilles d'une montre. La chronothérapie qui peut être proposée alternativement fait l'inverse : elle recule l'heure du coucher (et par la même occasion l'heure du lever) jusqu'à ce que le coucher corresponde à l'heure désirée. Dans le cas de Jean-Marie, nous lui aurions demandé de se coucher à 5 heures puis le lendemain à 7 heures puis le surlendemain à 9 heures pour arriver à un endormissement à une heure raisonnable, par exemple 23 heures. À partir du moment où l'heure du coucher est fixée, elle doit être maintenue et une photothérapie matinale est mise en place.

On conçoit aisément que cette seconde stratégie est très difficile à mettre en place sans un arrêt de travail pendant une période suffisamment longue. Sans parler de la vie de famille ou de la vie sociale... C'est toutefois la seule approche efficace dans certains cas.

## Trouble du rythme circadien du sommeil de type libre cours

*Le trouble de type libre cours* (qu'on appelle aussi *syndrome hypernycthéméral*) est un trouble de la synchronisation de l'horloge biologique circadienne. Certains patients voyants peuvent présenter ce trouble, mais c'est rare. En revanche, on estime que la moitié des aveugles sont dans un état de *libre cours* puisque, en l'absence de lumière, leur horloge biologique n'est plus remise à l'heure quotidiennement et n'est ainsi plus synchronisée à la journée de 24 heures. Les patients ne parviennent pas à maintenir un cycle veille-sommeil régulier. En général, les heures du coucher et du lever se retardent progressivement au cours du temps. Lorsque les individus tentent de garder une vie sociale et professionnelle normale, ils éprouvent les plus grandes difficultés à rester éveillés de jour (qui peut correspondre à leur nuit biologique) et à dormir de nuit (qui peut correspondre à leur journée biologique).

Le but de la photothérapie chez les patients voyants est de stopper la dérive progressive de l'horloge biologique. Lorsque l'on observe que l'horloge prend du retard, l'objectif de la photothérapie sera alors de réaliser une avance quotidienne de l'horloge.

Les recommandations actuelles sont une exposition quotidienne de **60 minutes** à une lumière de forte intensité (**10 000 lux**) **au réveil** (dans la plupart des cas) pendant **deux à trois semaines,** éventuellement à poursuivre sur de plus longues périodes.

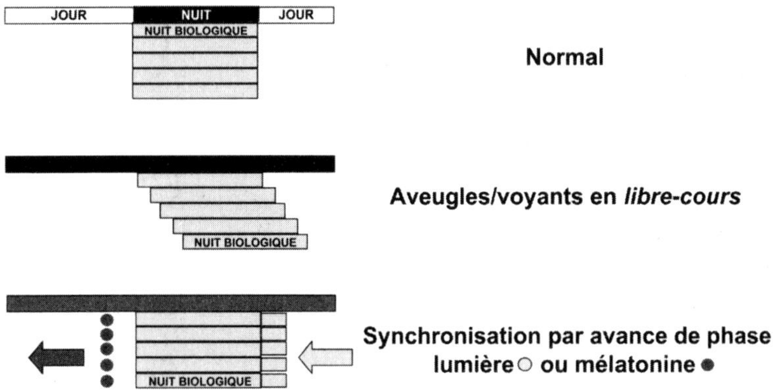


## Pathologies oculaires

Les pathologies oculaires conduisent à une privation partielle ou totale de l'information lumineuse nécessaire à la synchronisation de l'horloge biologique. Les aveugles en représentent le cas extrême. La grande majorité d'entre eux manifestent une altération des rythmes circadiens qui s'expriment le plus souvent en « libre cours » (de période supérieure à 24 heures), c'est à dire de manière non synchronisée aux 24 heures de l'environnement. Cette condition clinique est associée à des troubles du sommeil dans plus de 75 % des cas. La caractéristique des troubles du sommeil observés chez l'aveugle est leur nature récurrente. Les troubles persistent généralement plusieurs semaines – car leur horloge biologique est en libre cours – puis ils disparaissent quelques jours – lorsque l'horloge est en phase avec l'environnement, c'est-à-dire lorsque leur nuit biologique est en phase avec la nuit solaire – puis ils réapparaissent de nouveau.

Certains aveugles, toutefois, restent synchronisés aux 24 heures par le bais de synchroniseurs non photiques (rythmes sociaux, activités physiques, repas, etc.), sans doute parce que la période de leur horloge est très proche de 24 heures. Enfin, chez certains aveugles (ils sont rares), l'horloge biologique reste sensible à la lumière, par le biais de la voie non visuelle décrite dans le chapitre II, malgré l'absence de vision consciente.

Chez les aveugles, la photothérapie peut fonctionner dans certains cas rares (si la voie rétino-hypothalamique est intacte), mais le traitement de choix du libre cours est l'administration de mélatonine en fin de journée. Son effet, qui peut prendre plusieurs semaines pour se manifester, est d'avancer l'horloge qui prend naturellement du retard.

Les effets des pathologies oculaires, telles que le glaucome, la rétinite pigmentaire ou la dégénérescence maculaire liée à l'âge, sur le sommeil et sur les rythmes biologiques ont été peu étudiés. Il apparaît toutefois que les troubles du sommeil sont d'autant plus fréquents que l'atteinte visuelle est importante.

# Évolution et futur de la photothérapie

Les recherches actuelles visent à améliorer les stratégies de traitement utilisant la lumière afin qu'elles soient encore plus efficaces et plus pratiques (notamment plus courtes). Les questions sur lesquelles les équipes de recherche travaillent sont la détermination de l'intensité lumineuse optimale, la composition spectrale (couleurs) optimale, la durée et l'heure optimale d'exposition à la lumière. Il est envisageable que les durées d'exposition soient bien plus courtes à l'avenir et que les stratégies de photothérapie soient préconisées dans de nombreuses autres situations, normales et pathologiques. Les effets de la lumière sur la vigilance et les performances cognitives laissent entrapercevoir des possibilités de traitement des troubles de la vigilance et des performances intellectuelles dans certaines pathologies cognitives. D'autre part, l'utilisation de ces méthodes de traitement est à l'étude dans le cadre des troubles du sommeil et des rythmes biologiques rencontrés dans certaines pathologies oculaires (cécité sévère, glaucome), dans le vieillissement et dans certaines maladies neurodégénératives (maladies d'Alzheimer et de Parkinson).

# ANNEXES

# Test de dépistage

## Questionnaires d'auto-évaluation

Les trois questionnaires donnés ici en annexe sont des outils d'auto-évaluation. Ils ne constituent en aucun cas un diagnostic, mais permettent de vous aider à juger si vous devez consulter un médecin.

Les questionnaires que nous proposons sont gracieusement mis à notre disposition par le Center for Environmental Timing (New York, États-Unis). Ils sont disponibles sur le site *www.cet.org*.

Le **questionnaire de chronotype** permet de connaître son profil chronobiologique (couche-tard, intermédiaire, lève-tôt) afin de pouvoir adapter individuellement les horaires de la photothérapie (quand elle est nécéssaire) pour optimiser son efficacité.

L'**inventaire symptomatique de la dépression et du trouble affectif saisonnier** (IDTAS-AE) permet d'estimer si les symptômes ressentis sont ceux d'une dépression ou d'un état moins sévère. Il permet aussi d'évaluer si les symptômes sont ceux d'un trouble affectif saisonnier (TSA) ou d'un autre type de dépression.

Le **questionnaire SIGH-SAD-SA 2008** est utilisé afin de quantifier son niveau de dépression. Il permet de suivre l'évolution de l'état dépressif et peut être utilisé comme base de dialogue avec son médecin et pour évaluer l'efficacité d'un traitement.

# QUESTIONNAIRE DE CHRONOTYPE (RÉVISÉ)

Nom : ______________________________ Date : _____________

Pour chacune des questions, encerclez le nombre qui correspond à la réponse la plus appropriée. Répondez en vous basant sur ce que vous avez ressenti au cours des dernières semaines.

**1. Si vous étiez entièrement libre de planifier votre journée, à quelle heure *environ* vous lèveriez-vous ?**

5 05 h 00 – 06 h 30
4 06 h 30 – 07 h 45
3 07 h 45 – 09 h 45
2 09 h 45 – 11 h 00
1 11 h 00 – 12 h 00

**2. Si vous étiez entièrement libre de planifier votre soirée, à quelle heure *environ* vous coucheriez-vous ?**

5 20 h 00 – 21 h 00
4 21 h 00 – 22 h 15
3 22 h 15 – 00 h 30
2 00 h 30 – 01 h 45
1 01 h 45 – 03 h 00

3. Lorsque vous devez vous lever à une heure spécifique le matin, à quel point dépendez-vous d'un réveille-matin pour vous réveiller ?

4 Pas du tout dépendant(e)
3 Un peu dépendant(e)
2 Assez dépendant(e)
1 Très dépendant(e)

4. Comment trouvez-vous le fait de vous lever le matin (quand vous n'êtes pas réveillé[e] subitement) ?

1 Très difficile
2 Assez difficile
3 Assez facile
4 Très facile

5. Comment vous sentez-vous durant la première demi-heure suivant votre réveil le matin ?

1 Pas du tout alerte
2 Pas très alerte
3 Assez alerte
4 Très alerte

6. Comment est votre appétit durant la première demi-heure suivant votre réveil ?

1 Très pauvre
2 Plutôt pauvre
3 Plutôt bon
4 Très bon

7. Durant la première demi-heure suivant votre réveil le matin, comment vous sentez-vous ?

1 Très fatigué(e)
2 Plutôt fatigué(e)
3 Plutôt reposé(e)
4 Très reposé(e)

8. Lorsque vous n'avez aucun engagement le lendemain, à quelle heure vous couchez-vous par rapport à votre heure habituelle de coucher ?

4 Rarement ou jamais plus tard

3 Moins d'une heure plus tard

2 1 à 2 heures plus tard

1 Plus de 2 heures plus tard

9. Vous avez décidé de faire du sport deux fois par semaine avec un(e) ami(e) qui est disponible uniquement entre 7 heures et 8 heures le matin. En ne tenant compte que de la façon dont vous vous sentez à cette heure de la journée, comment seront vos performances ?

4 Je serai en bonne forme

3 Je serai raisonnablement en forme

2 Je trouverai cela difficile

1 Je trouverai cela très difficile

10. Dans la soirée, à quelle heure *environ* vous sentez-vous fatigué et éprouvez-vous le besoin de dormir ?

5 20 h 00 – 21 h 00

4 21 h 00 – 22 h 15

3 22 h 15 – 00 h 45

2 00 h 45 – 02 h 00

1 02 h 00 – 03 h 00

11. Vous voulez atteindre votre meilleure performance dans un test qui, vous le savez, sera mentalement très exigeant et durera deux heures. Vous êtes entièrement libre de planifier votre journée. En ne tenant compte que de la façon dont vous vous sentez à cette heure de la journée, à quelle heure choisirez-vous de faire le test ?

6 08 h 00 – 10 h 00

4 11 h 00 – 13 h 00

2 15 h 00 – 17 h 00

0 19 h 00 – 21 h 00

12. Si vous allez vous coucher à 23 h 30, à quel point vous sentirez-vous fatigué(e) ?

0 Pas du tout fatigué(e)
2 Un peu fatigué(e)
3 Assez fatigué(e)
5 Très fatigué(e)

13. Si vous vous couchez quelques heures plus tard que d'habitude et que vous n'avez aucune obligation le lendemain matin, quel scénario vous semble le plus probable ?

4 Je me réveillerai à l'heure habituelle mais je ne me rendormirai pas
3 Je me réveillerai à l'heure habituelle et je sommeillerai légèrement par la suite
2 Je me réveillerai à l'heure habituelle mais je me rendormirai ensuite
1 Je me réveillerai plus tard que d'habitude

14. Vous devez rester éveillé(e) entre 4 heures et 6 heures du matin pour une garde de nuit et vous n'avez aucun engagement pour le lendemain. Lequel des choix suivants vous conviendrait le plus ?

1 Je n'irai pas me coucher avant que la garde soit terminée
2 Je ferai une sieste avant la garde et dormirais après
3 Je dormirai principalement avant la garde et je ferais une sieste après
4 Je dormirai seulement avant la garde

15. Vous devez faire deux heures de travail physique intense et vous êtes entièrement libre de planifier votre journée. En ne tenant compte que de la façon dont vous vous sentez à cette heure de la journée, laquelle des périodes suivantes choisirez-vous pour le faire ?

4 08 h 00 – 10 h 00
3 11 h 00 – 13 h 00
2 15 h 00 – 17 h 00
1 19 h 00 – 21 h 00

16. Vous avez décidé de faire du sport deux fois par semaine avec un(e) ami(e) qui est disponible uniquement entre 22 heures et 23 heures le soir. En ne tenant compte que de la façon dont vous vous sentez à cette heure de la journée, comment seront vos performances ?

1 Je serai en bonne forme
2 Je serai raisonnablement en forme
3 Je trouverai cela difficile
4 Je trouverai cela très difficile

17. Supposons que vous puissiez choisir vos propres heures de travail, que vous travailliez cinq heures par jour (en incluant les pauses) et que votre travail est intéressant et payé en fonction de votre rendement. Vers quelle heure *environ* choisiriez-vous de commencer à travailler ?

5 5 heures commençant entre 04 h 00 – 08 h 00
4 5 heures commençant entre 08 h 00 – 09 h 00
3 5 heures commençant entre 09 h 00 – 14 h 00
2 5 heures commençant entre 14 h 00 – 17 h 00
1 5 heures commençant entre 17 h 00 – 04 h 00

18. À quelle heure *environ* vous sentez-vous dans votre meilleure forme ?

5 05 h 00 – 08 h 00
4 08 h 00 – 10 h 00
3 10 h 00 – 17 h 00
2 17 h 00 – 22 h 00
1 22 h 00 – 05 h 00

19. On parle de gens « du matin » (ou « lève-tôt ») et de gens « du soir » (ou « couche-tard »). Dans quelle catégorie vous situez-vous ?

6 Nettement parmi les « gens du matin »
4 Plutôt parmi les « gens du matin » que parmi les « gens du soir »
2 Plutôt parmi les « gens du soir » que parmi les « gens du matin »
0 Nettement parmi les « gens du soir »

___ : **Total des points des 19 questions**

# Interprétation et utilisation des résultats de votre chronotype

Ce questionnaire contient 19 questions cotées. D'abord, additionnez les points que vous avez encerclés et indiquez ensuite le résultat obtenu dans le carré ci-dessous :

Les résultats peuvent varier entre 16 et 86. Les résultats inférieurs à 41 correspondent aux « couche-tard ». Les résultats supérieurs à 59 correspondent aux « lève-tôt ». Les résultats entre 42 et 58 correspondent à des types « intermédiaires. »

| 16-30 | 31-41 | 42-58 | 59-69 | 70-86 |
|---|---|---|---|---|
| nettement « couche-tard » | modérément « couche-tard » | intermédiaire | modérément « lève-tôt » | nettement « lève-tôt » |

Parfois, les gens éprouvent des difficultés pour remplir le questionnaire. Par exemple, il est difficile de répondre à certaines questions lorsqu'on travaille selon des horaires en rotation, lorsqu'on ne travaille pas ou si l'on se couche à des heures inhabituelles. Les réponses peuvent être influencées par la maladie ou la prise de médicaments. *Si vous n'êtes pas sûr(e) de vos réponses, vous ne devriez pas non plus vous fier aux conseils ci-dessous.*

Afin de faire une vérification, demandez-vous si votre résultat de chronotype correspond à peu près aux heures d'endormissement et de réveil détaillées ci-dessous :

| Résultats | 16-30 | 31-41 | 42-58 | 59-69 | 70-86 |
|---|---|---|---|---|---|
| Endormis-sement | 02 h 00-03 h 00 | 00 h 45-02 h 00 | 22 h 45-00 h 45 | 21 h 30-22 h 45 | 21 h 00-21 h 30 |
| Réveil | 10 h 00-11 h 30 | 08 h 30-10 h 00 | 06 h 30-08 h 30 | 05 h 00-06 h 30 | 04 h 00-05 h 00 |

Si vous vous couchez habituellement avant 21 heures ou après 3 heures du matin, ou si vous vous réveillez avant 4 heures ou après 11 h 30, vous devriez consulter un professionnel en luminothérapie pour entreprendre un traitement de manière efficace.

Nous utilisons le résultat du chronotype pour améliorer l'effet antidépresseur de la luminothérapie. Même si la plupart des gens ressentent une bonne réponse antidépressive grâce à la luminothérapie quand ils s'exposent à une session quotidienne de 30 minutes à 10 000 lux (*voir les recommandations sur le site* www.cet.org), la plupart du temps ce traitement ne donnera pas la meilleure réponse possible. Si votre horloge interne est décalée par rapport à l'heure réelle (décalage mesuré indirectement par votre résultat de chronotype), le moment de la luminothérapie a besoin d'être adapté.

Le tableau ci-dessous présente les heures recommandées pour débuter la luminothérapie selon un large intervalle de résultats pour le chronotype. Si votre résultat se situe en dehors de cette fourchette (que ce soit très bas ou très haut), nous vous recommandons de consulter un professionnel en luminothérapie pour entreprendre un traitement de manière efficace.

| Résultats Chronotype | Début du traitement de luminothérapie (le traitement doit durer 30 minutes) |
|---|---|
| 23-26 | 08 h 15 |
| 27-30 | 08 h 00 |
| 31-34 | 07 h 45 |
| 35-38 | 07 h 30 |

| | |
|---|---|
| 39-41 | 07 h 15 |
| 42-45 | 07 h 00 |
| 46-49 | 06 h 45 |
| 50-53 | 06 h 30 |
| 54-57 | 06 h 15 |
| 58-61 | 06 h 00 |
| 62-65 | 05 h 45 |
| 66-68 | 05 h 30 |
| 69-72 | 05 h 15 |
| 73-76 | 05 h 00 |

Si vous dormez habituellement plus de sept heures par nuit, vous devrez vous réveiller plus tôt que d'habitude afin de vous permettre d'atteindre l'effet recherché – mais vous devriez vous sentir mieux en agissant ainsi. Certaines personnes compensent ce manque de sommeil en se couchant plus tôt, alors que d'autres se sentent bien, même si elles dorment moins. Si vous dormez habituellement moins de sept heures par nuit, vous pourrez continuer de vous réveiller à la même heure. Si vous vous réveillez systématiquement trente minutes avant le début de votre session, vous devriez la reporter à plus tard. Nous vous conseillons d'éviter de recevoir le traitement plus tôt que ce qui est recommandé. Cependant, s'il vous arrive de ne pas vous réveiller à temps, il vaut mieux recevoir le traitement plus tard que de le manquer complètement.

Notre recommandation peut être un inconvénient pour arriver à temps au travail pour les « couche-tard » – par exemple 8 heures pour un chronotype de 30. Toutefois, le fait de recevoir le traitement plus tôt ne les aidera pas. Cependant, une fois qu'ils auront noté une amélioration à l'heure recommandée, ils pourront avancer leur traitement de quinze minutes, chaque jour, petit à petit, pour permettre à leur horloge biologique de se synchroniser avec leur cycle sommeil-veille recherché et leurs horaires de travail.

Les conseils personnalisés que nous donnons ici sont fondés sur une importante étude clinique menée au Centre médical de l'université Columbia de New York, impliquant des patients souffrant de dépression saisonnière. Les patients ayant reçu leur traitement trop tard le matin n'ont bénéficié que de la moitié des avantages ressentis par les patients qui, eux, ont à peu près suivi l'horaire conseillé. Ces directives ne s'appliquent pas que pour la dépression saisonnière, mais aussi dans les dépressions non saisonnières, la réduction de l'insomnie d'endormissement et de l'envie de trop dormir le matin.

Nos conseils sont *d'ordre général* pour les nouveaux utilisateurs de la luminothérapie. Plusieurs facteurs individuels peuvent nécessiter différents horaires ou différentes administrations de luminothérapie (intensité, durée). *Toute personne souffrant de dépression devrait utiliser la luminothérapie seulement sous la surveillance et les conseils d'un professionnel.*

*Référence* : Terman M., Terman J.S. : « Light therapy for seasonal and nonseasonal depression: Efficacy, protocol, safety, and side effects », *CNS Spectrums*, 2005;10:647-63 (Téléchargeable à ww.cet.org).

# INVENTAIRE SYMPTOMATIQUE DE LA DÉPRESSION ET DU TROUBLE AFFECTIF SAISONNIER AUTO-ÉVALUATION (IDTAS-AE)

*Ce questionnaire vous aidera à juger si vous devez consulter un clinicien pour votre dépression, si votre dépression est saisonnière et si un traitement doit être envisagé – que ce soit la luminothérapie, un traitement médicamenteux ou une psychothérapie. Ce n'est pas une méthode d'autodiagnostic mais ce questionnaire peut vous aider à évaluer la sévérité et l'apparition de certains symptômes de dépression. Nous vous recommandons de répondre aux questions seul(e) – pour votre cas personnel – et de faire des copies pour les membres de votre famille ou les amis qui voudraient éventuellement utiliser ce questionnaire. Encerclez vos réponses à droite de chacune des questions et suivez les instructions pour établir votre score.*

## PARTIE 1 : QUELQUES QUESTIONS À PROPOS DE LA DÉPRESSION

***Au cours de la dernière année, avez-vous eu une période d'une durée d'au moins deux semaines durant laquelle vous avez présenté l'un des problèmes suivants, et ce presque tous les jours ? (Bien sûr, vous auriez pu avoir plusieurs périodes similaires).***

***Durant deux semaines ou plus…***

*Avez-vous eu des difficultés à vous endormir, à rester endormi ou encore à trop dormir ? **OUI** **NON**

*Vous êtes-vous senti fatigué ou avec peu d'énergie ? **OUI** **NON**

*Avez-vous eu une diminution ou une augmentation d'appétit ?
Ou avez-vous eu une perte ou une prise significative du poids en l'absence d'un régime ? **OUI** **NON**

*Avez-vous eu peu d'intérêt ou de plaisir à faire vos activités ? **OUI** **NON**

*Vous êtes-vous senti triste, déprimé ou sans espoir ? **OUI** **NON**

*Vous êtes-vous senti sans valeur, avec un sentiment d'échec, d'avoir l'impression de vous laisser aller ou de décevoir votre famille ? **OUI** **NON**

*Avez-vous des difficultés à vous concentrer, à lire le journal ou à regarder la télévision ? **OUI** **NON**

*Vous êtes-vous senti agité ou aviez-vous du mal à rester en place au point de bouger plus que normalement ? Ou au contraire, bougiez-vous ou parliez-vous tellement lentement que votre entourage l'avait remarqué ? **OUI** **NON**

*Avez-vous souvent pensé à la mort, qu'il vaudrait mieux que vous soyez mort ou pensé à vous faire du mal ? **OUI** **NON**

***À combien de questions avez-vous répondu « oui » ? ___***

## PARTIE 2 : ÊTES-VOUS UNE PERSONNE QUI RÉAGIT AUX SAISONS ?

***Choisissez un seul énoncé qui décrit le mieux comment vos comportements et vos émotions changent selon les saisons.***

(0 = *aucun changement*, 1 = *léger changement*, 2 = *changement modéré*, 3 = *changement important*, 4 = *changement extrême*).

| | |
|---|---|
| Changement dans la durée totale de votre sommeil (incluant les heures de sommeil durant la nuit et les siestes) | **0 1 2 3 4** |
| Changement dans votre niveau d'activités sociales (incluant amis, famille et collègues de travail) | **0 1 2 3 4** |
| Changement dans votre humeur ou votre sentiment de bien-être | **0 1 2 3 4** |
| Changement de votre poids | **0 1 2 3 4** |
| Changement de votre appétit (autant les envies compulsives de nourriture que la quantité ingérée) | **0 1 2 3 4** |
| Changement de votre niveau d'énergie | **0 1 2 3 4** |

***Somme totale des nombres que vous avez encerclés ci-dessus ?*** ___

## PARTIE 3 : QUELS MOIS DE L'ANNÉE VOUS APPARAISSENT LES PLUS « EXTRÊMES » ?

***Pour chacun des comportements ou des émotions suivants, choisissez les mois qui s'appliquent. Si aucun mois ne s'applique pour un item, choisissez « aucun ». Vous devez choisir un mois seulement si vous reconnaissez un changement distinct en comparaison avec les autres mois de l'année, et ce survenant depuis plusieurs années. Vous pouvez choisir plusieurs mois pour chaque item.***

| COLONNE A | | | | | | | | | | | | | |
|---|---|---|---|---|---|---|---|---|---|---|---|---|---|
| J'ai tendance à me sentir le moins bien | *Jan* | *Fév* | *Mar* | *Avr* | *Mai* | *Juin* | *Juil* | *Août* | *Sept* | *Oct* | *Nov* | *Déc* | **Aucun** |
| J'ai tendance à manger davantage | *Jan* | *Fév* | *Mar* | *Avr* | *Mai* | *Juin* | *Juil* | *Août* | *Sept* | *Oct* | *Nov* | *Déc* | **Aucun** |
| J'ai tendance à prendre le plus de poids | *Jan* | *Fév* | *Mar* | *Avr* | *Mai* | *Juin* | *Juil* | *Août* | *Sept* | *Oct* | *Nov* | *Déc* | **Aucun** |
| J'ai tendance à dormir davantage | *Jan* | *Fév* | *Mar* | *Avr* | *Mai* | *Juin* | *Juil* | *Août* | *Sept* | *Oct* | *Nov* | *Déc* | **Aucun** |
| J'ai tendance à avoir le moins d'énergie | *Jan* | *Fév* | *Mar* | *Avr* | *Mai* | *Juin* | *Juil* | *Août* | *Sept* | *Oct* | *Nov* | *Déc* | **Aucun** |
| J'ai tendance à avoir le plus bas niveau d'activités sociales | *Jan* | *Fév* | *Mar* | *Avr* | *Mai* | *Juin* | *Juil* | *Août* | *Sept* | *Oct* | *Nov* | *Déc* | **Aucun** |

| COLONNE B | | | | | | | | | | | | | |
|---|---|---|---|---|---|---|---|---|---|---|---|---|---|
| J'ai tendance à me sentir le mieux | *Jan* | *Fév* | *Mar* | *Avr* | *Mai* | *Juin* | *Juil* | *Août* | *Sept* | *Oct* | *Nov* | *Déc* | **Aucun** |
| J'ai tendance à manger le moins | *Jan* | *Fév* | *Mar* | *Avr* | *Mai* | *Juin* | *Juil* | *Août* | *Sept* | *Oct* | *Nov* | *Déc* | **Aucun** |
| J'ai tendance à perdre le plus de poids | *Jan* | *Fév* | *Mar* | *Avr* | *Mai* | *Juin* | *Juil* | *Août* | *Sept* | *Oct* | *Nov* | *Déc* | **Aucun** |
| J'ai tendance à dormir le moins | *Jan* | *Fév* | *Mar* | *Avr* | *Mai* | *Juin* | *Juil* | *Août* | *Sept* | *Oct* | *Nov* | *Déc* | **Aucun** |
| J'ai tendance à avoir le plus d'énergie | *Jan* | *Fév* | *Mar* | *Avr* | *Mai* | *Juin* | *Juil* | *Août* | *Sept* | *Oct* | *Nov* | *Déc* | **Aucun** |
| J'ai tendance à avoir le plus haut niveau d'activités sociales | *Jan* | *Fév* | *Mar* | *Avr* | *Mai* | *Juin* | *Juil* | *Août* | *Sept* | *Oct* | *Nov* | *Déc* | **Aucun** |

***Dans les colonnes* A *et* B *ci-contre, combien de fois avez-vous encerclé chacun des mois suivants ?***

| | *janv* | *fév* | *mar* | *avr* | *mai* | *juin* | *juil* | *août* | *sept* | *oct* | *nov* | *déc* | *aucun* |
|---|---|---|---|---|---|---|---|---|---|---|---|---|---|
| ***Colonne* A** | _ | _ | _ | _ | _ | _ | _ | _ | _ | _ | _ | _ | _ |
| ***Colonne* B** | _ | _ | _ | _ | _ | _ | _ | _ | _ | _ | _ | _ | _ |

## PARTIE 4 : SYMPTÔMES POUVANT SURVENIR DURANT LES MOIS D'HIVER...

***Comparativement à d'autres périodes de l'année, durant les mois d'hiver, le(s)quel(s) des symptômes suivants ont tendance à survenir durant les mois d'hiver ? (S'il n'y en a aucun, répondre « non ».)***

| | | |
|---|---|---|
| J'ai tendance à dormir plus longtemps (incluant les siestes). | **OUI** | **NON** |
| J'ai tendance à avoir plus de difficultés à me réveiller le matin. | **OUI** | **NON** |
| J'ai tendance à avoir moins d'énergie durant la journée, à me sentir fatigué la plupart du temps. | **OUI** | **NON** |
| J'ai tendance en général à me sentir plus mal en fin de soirée plutôt qu'en matinée. | **OUI** | **NON** |
| J'ai tendance à avoir une baisse évidente mais temporaire de l'humeur ou de l'énergie durant les après-midi. | **OUI** | **NON** |
| J'ai tendance à avoir des envies compulsives de sucreries ou de féculents. | **OUI** | **NON** |
| J'ai tendance à manger davantage de sucreries ou de féculents que j'en aie fortement envie ou pas. | **OUI** | **NON** |
| J'ai tendance à avoir des envies compulsives de sucreries surtout en après-midi et en soirée. | **OUI** | **NON** |
| J'ai tendance à prendre plus de poids que durant l'été. | **OUI** | **NON** |

***À combien de questions avez-vous répondu « oui » ? __***

# INVENTAIRE SYMPTOMATIQUE DE LA DÉPRESSION ET DU TROUBLE AFFECTIF SAISONNIER AUTO-ÉVALUATION (IDTAS-AE)

Michael Terman, PhD, et Janet B.W. Williams, DSW

*Institut Psychiatrique de l'État de New York et*

*Département de Psychiatrie de l'université Columbia*

## GUIDE D'INTERPRÉTATION

**Partie 1.** Si vous avez encerclé plus de cinq problèmes, il est probable que vous ayez eu un trouble dépressif important pour lequel vous devriez chercher de l'aide. Même si vous avez encerclé un ou deux problèmes, vous pourriez consulter un psychiatre, un psychologue, un travailleur social ou un autre intervenant en santé mentale, surtout si ces problèmes vous inquiètent ou interfèrent dans vos activités quotidiennes. Vous avez peut-être éprouvé certains de ces problèmes pendant *moins* de deux semaines – si c'est le cas, votre problème n'est probablement pas un trouble dépressif « important » (selon la définition clinique) mais peut être assez sérieux pour nécessiter une consultation auprès d'un thérapeute et éventuellement un traitement. Pour savoir si le problème en question est saisonnier, voir les parties 2 et 3 ci-dessous.

**Partie 2.** Si votre score total est inférieur à 6 dans la partie 2, alors votre problème n'est pas saisonnier. Vous ne souffrez probablement pas d'un trouble affectif saisonnier (TAS). Cependant, si votre score dans la partie 1 est élevé, il est toujours possible que vous ayez souffert d'une dépression qui requiert l'attention et les conseils d'un professionnel en santé mentale.

Si votre score de la partie 2 se situe entre 7 et 11, vous pourriez souffrir d'une forme légère du TAS, dans laquelle des changements saisonniers sont visibles et même probablement assez gênants. Si votre score dépasse 12, il est fort possible que vous souffriez d'un TAS cliniquement significatif. Mais vous devez déterminer quels mois sont les plus problématiques en consultant la partie 3.

**Partie 3.** Les personnes qui souffrent de dépression en

automne ou en hiver ont tendance à obtenir un score supérieur à 4 par mois durant trois à cinq mois, commençant entre septembre et janvier, comme cela apparaît dans la colonne A. Durant les autres mois, le score est réduit et tend vers 0. Dans la colonne B, ces mêmes personnes obtiennent habituellement un score supérieur à 4 par mois durant trois à cinq mois, commençant entre mars et juin.

Certaines personnes suivent un modèle différent et obtiennent des scores différents entre les colonnes A et B autant en hiver qu'en été. Par exemple, elles peuvent se sentir plus mal et avoir moins de relations sociales durant l'été, particulièrement en juillet et août ; durant cette même période, elles peuvent manger le moins, perdre le plus de poids et dormir le moins. En hiver, ces personnes peuvent se sentir le mieux et avoir plus de relations sociales, avoir tendance à manger davantage, gagner le plus de poids et à dormir davantage. Ces personnes peuvent souffrir d'une dépression saisonnière de *type estival* et les recommandations de traitement seront différentes des personnes qui souffrent d'une véritable dépression hivernale.

D'autres personnes présentent des scores *relativement* élevés durant les mois d'automne et d'hiver de la colonne A, mais il existe aussi une dispersion des bons et des mauvais mois *tout au cours* de l'année. Ce genre d'évolution pourrait indiquer une aggravation des symptômes en hiver plutôt qu'un véritable TAS. Les recommandations pour le traitement hivernal pourraient être semblables à celles pour la dépression hivernale, malgré le fait qu'il y ait besoin de traitements supplémentaires.

Certains personnes souffrent de dépression autant en hiver qu'en été, mais se sentent bien au printemps et en automne. Contrairement à celle de l'hiver, leur dépression estivale n'est généralement pas accompagnée d'hypersomnie et d'une augmentation de l'appétit. C'est une forme particulière de TAS, pour laquelle différents traitements pourraient être appropriés en hiver et en été. Même les personnes qui souffrent seulement de dépression hivernale éprouvent quelquefois des baisses d'humeur et d'énergie quand le temps est pluvieux ou sombre pendant plusieurs jours. Durant ces périodes, les personnes soulagent leurs symptômes en utilisant brièvement leur traitement hivernal.

**Partie 4.** Si vous mentionnez un de ces comportements particuliers, vous avez éprouvé des symptômes hivernaux qui peuvent être soulagés par les traitements utilisés pour le TAS, que vous ayez été déprimé(e) ou non. Plus vous obtenez un score élevé à la partie 4, plus vous êtes sujet(te) à souffrir de dépression saisonnière. Cependant, il est possible d'être déprimé en hiver sans ces symptômes – et même avec des symptômes contraires comme moins de sommeil et d'appétit. Si c'est le cas, un professionnel en santé mentale pourrait vous recommander un traitement qui n'est pas particulièrement conçu pour le cas de dépression.

## NOTES

Pour obtenir plus d'informations sur la dépression saisonnière et ses traitements, vous pouvez consulter le site web du Centre for Environmental Therapeutics, http://www.cet.org, 337 West 20th Street, New York, NY 10032 USA.

La partie 1 a été adaptée de *Prime-MD Clinician Evaluation Guide*, développée par Robert L. Spitzer, MD, et Janet B.W. Williams, DSWI, de l'institut psychiatrique de New York et du Département de Psychiatrie de l'université Columbia. Les parties 2 et 3 ont été adaptées de *Seasonal Pattern Assessment Questionnaire*, développé par Norman E. Rosenthal, MD, Gary J. Bradt, et Thomas A. Wehr, MD du National Institute of Mental Health. La préparation de l'IDTAS a été financée en partie par la Subvention MH42930 du National Institute of Mental Health.

# RÉSUMÉ D'AUTO-ÉVALUATION (SIGH-SAD-SA 2008)

*Date ____/____/____*

*Pour les questions suivantes, veuillez entourer le numéro d'une seule proposition de chaque série qui décrit au mieux votre état de la semaine écoulée et notez le score dans une des colonnes de gauche (Groupe A ou Groupe B). Si votre état a changé lors des derniers jours, entourez la proposition qui décrit au mieux votre état actuel. Avant de choisir une proposition dans chaque série, lisez-les toutes afin de vous assurer de choisir la plus adéquate.*

| **GROUPE A SCORES** | **GROUPE B SCORES** | |
|---|---|---|
| Score : ☐ | | **DURANT LA SEMAINE ÉCOULÉE...**<br>QUESTION 1<br>0 - Je ne me suis pas du tout senti(e) triste ou déprimé(e).<br>1 - Je me suis senti(e) légèrement triste ou déprimé(e).<br>2 - Je me suis senti(e) triste ou déprimé(e).<br>3 - Je me suis senti(e) et j'ai eu l'air très déprimé(e) (ou d'autres l'ont dit).<br>4 - J'était incapable de penser à autre chose qu'à combien je me sens mal ou déprimé(e). |

| | | |
|---|---|---|
| Score : ☐ | | QUESTION 2<br>0 - Je me suis occupé(e) et j'étais intéressé(e) par mes activités.<br>1 - Je n'étais pas aussi intéressé(e) par mes activités qu'habituellement.<br>2 - J'étais sans aucun doute moins intéressé(e) que normalement par mes activités et il a fallu que je me force pour les réaliser.<br>3 - Je n'ai pas fait grand-chose tellement je me suis senti(e) mal.<br>4 - J'ai interrompu presque toutes mes activités – je reste juste assis(e) ou je dors presque toute la journée. |
| | Score : ☐ | ***Note : Quand un item se réfère à comment vous êtes « normalement », il signifie lorsque vous vous sentez bien ou le mieux possible pour vous.***<br><br>QUESTION 3<br>0 - J'étais normalement intéressé(e) à entrer en relation avec autrui.<br>1 - J'ai toujours interagi avec autrui, mais cela m'intéressait moins.<br>2 - J'ai moins interagi avec d'autres personnes dans des situations sociales.<br>3 - J'ai moins interagi avec d'autres personnes à la maison ou au travail.<br>4 - Je me suis entièrement replié(e) sur moi-même à la maison ou au travail. |
| Score : ☐ | | QUESTION 4<br>***(Cette question concerne l'intérêt ou votre désir sexuel, et non votre activité sexuelle à proprement parler)***<br><br>0 - Mes intérêts sexuels sont restés plus ou moins pareils ou sont plus grands que normalement.<br>1 - Mes intérêts sexuels sont moins grands que normalement.<br>2 - Mes intérêts sexuels sont beaucoup moins grands que normalement. |

| | | |
|---|---|---|
| Score : ☐ | | **Rappelez-vous que « normal » signifie quand vous vous sentez bien**.<br>QUESTION 5<br>0 - Mon appétit est resté normal ou a augmenté.<br>1 - J'ai eu moins d'appétit que normalement, mais j'ai mangé sans que personne m'incite à le faire.<br>2 - J'ai eu tellement peu d'appétit que je n'ai pas mangé régulièrement sauf lorsque quelqu'un m'incitait à le faire. |
| Score : ☐ | | QUESTION 6<br>**(Entourez « 0 »** ***pour cette question si vous avez maigri suite à un <u>régime</u>, ou si vous avez perdu le poids que vous aviez <u>gagné précédemment</u> durant une période où vous étiez déprimé(e)*).**<br>0 - Je ne pense pas avoir maigri depuis que je suis déprimé(e) ou, si j'ai perdu du poids, j'ai commencé à le récupérer.<br>1 - J'ai probablement perdu un peu de poids (que je n'ai pas du tout repris) parce que je n'avais pas envie de manger.<br>2 - J'ai sans aucun doute perdu du poids (que je n'ai pas du tout repris) parce que je n'avais pas envie de manger. |
| | Score : ☐ | QUESTION 7<br>0 - Je n'ai *pas* pris de poids par rapport à mon poids normal.<br>1 - J'ai probablement pris du poids (1 kilo ou plus), et mon poids actuel dépasse mon poids normal.<br>2 - J'ai sans aucun doute pris du poids (1 kilo ou plus), et mon poids actuel dépasse mon poids normal. |
| | Score : ☐ | QUESTION 8<br>***(Cette question concerne votre appétit ou votre envie de manger, et non ce que vous mangez réellement)***.<br>0 - Mon appétit a été normal ou moindre que normalement.<br>1 - J'avais envie de manger un peu plus que normalement.<br>2 - J'avais envie de manger plus que normalement.<br>3 - J'avais envie de manger beaucoup plus que normalement. |

| | | |
|---|---|---|
| | Score : ☐ | QUESTION 9<br>***(Cette question concerne ce que vous mangez réellement.)***<br>0 - Je n'ai *pas* mangé plus que normalement.<br>1 - J'ai mangé un peu plus que normalement.<br>2 - J'ai mangé plus que normalement.<br>3 - J'ai mangé beaucoup plus que normalement. |
| | Score : ☐ | QUESTION 10<br>0 - Je n'ai **pas** eu envie ou je n'ai **pas** mangé plus de sucreries ou de féculents que normalement.<br>1 - J'ai eu un peu plus envie ou j'ai mangé un peu plus de sucreries ou de féculents que normalement.<br>2 - J'ai eu beaucoup plus envie ou j'ai mangé beaucoup plus de sucreries ou de féculents que normalement.<br>3 - J'ai eu une envie irrésistible de manger des sucreries ou des féculents. |
| Score : ☐ | | QUESTION 11<br>0 - Je n' ai ***pas*** eu de difficultés à m'endormir le soir.<br>1 - Certains soirs, il m'a fallu plus d'une demi-heure pour m'endormir.<br>2 - J'ai eu des difficultés d'endormissement tous les soirs. |
| Score : ☐ | | QUESTION 12<br>0 - Je ne me suis ***pas*** réveillé(e) en pleine nuit, ou si j'ai dû me lever pour aller aux toilettes, je me suis rendormi(e) directement.<br>1 - Mon sommeil était agité et perturbé durant la nuit.<br>2 - Je me suis réveillé(e) pendant la nuit sans être capable de me rendormir, ou je me suis levé(e) en pleine nuit (pas uniquement pour aller aux toilettes). |
| Score : ☐ | | QUESTION 13<br>0 - Je me suis réveillé(e) plus tard que prévu ***ou*** à une heure raisonnable dans la matinée.<br>1 - Je me suis réveillé(e) très tôt le matin, mais j'étais capable de me rendormir.<br>2 - Je me suis réveillé(e) très tôt le matin sans être capable de me rendormir, notamment une fois sorti(e) du lit. |

| | | |
|---|---|---|
| | Score : ☐ | ***Rappelez-vous que « normal » signifie quand vous vous sentez bien.***<br>QUESTION 14<br>***Quand je me sens normal(e), je dors en moyenne __ heures par jour, les siestes incluses.***<br>0 - Je n'ai pas dormi plus que ce dont j'ai l'habitude quand je me sens normal.<br>1 - j'ai dormi au moins une heure de plus que ce dont j'ai l'habitude quand je me sens normal.<br>2 - j'ai dormi au moins deux heures de plus que ce dont j'ai l'habitude quand je me sens normal.<br>3 - j'ai dormi au moins trois heures de plus que ce dont j'ai l'habitude quand je me sens normal.<br>4 - j'ai dormi au moins quatre heures de plus que ce dont j'ai l'habitude quand je me sens normal. |
| | | QUESTION 15<br>0 - Je n'ai ***pas*** eu une sensation de lourdeur au niveau des membres, du dos ou de la tête.<br>1 - J'ai eu quelques fois une sensation de lourdeur au niveau des membres, du dos ou de la tête.<br>2 - J'ai eu souvent une sensation de lourdeur au niveau des membres, du dos ou de la tête. |
| | | QUESTION 16<br>0 - Je n'ai ***pas*** eu des problèmes de lombalgies, de maux de tête ou de douleurs musculaires.<br>1 - J'ai eu quelques fois des problèmes de lombalgies, de maux de tête ou de douleurs musculaires.<br>2 - J'ai eu souvent des problèmes de lombalgies, de maux de tête ou de douleurs musculaires. |

<table>
<tr>
<td>Score global pour les Questions 15-17 :<br>☐<br><br>***Voir instruction ci-dessous :***</td>
<td>Score pour la Question 17 :<br>☐</td>
<td>***Rappelez-vous que « normal » signifie quand vous vous sentez bien.***<br><br>QUESTION 17<br>0 - Je ne me suis ***pas*** senti(e) plus fatigué(e) que normalement.<br>1 - Je me suis senti(e) un peu plus fatigué(e) que normalement.<br>2 - Je me suis senti(e) plus fatigué(e) que normalement, au moins quelques heures par jour.<br>3 - Je me suis senti(e) fatigué(e) la plupart du temps durant la plupart des jours.<br>4 - J'ai ressenti une fatigue envahissante tout le temps.</td>
</tr>
<tr>
<td colspan="3">***Afin de trouver votre « Score global », veuillez d'abord identifier laquelle des questions 15, 16 et 17 a obtenu le score le plus élevé. Si votre score le plus élevé était « 2 », entrez « 1 » comme score global. Si votre le plus élevé était « 3 » ou « 4 » pour la question 17, entrez « 2 » comme score global. Sinon, veuillez juste entrer votre score le plus élevé non corrigé « 0 », « 1 » ou « 2 ».***</td>
</tr>
<tr>
<td>Score :<br>☐</td>
<td></td>
<td>QUESTION 18<br>0 - Je ne me suis ***pas*** fait de critiques ou je ne me suis pas senti(e) comme un(e) raté(e) ou comme ayant laissé tombé d'autres personnes ou je ne me suis pas senti(e) coupable d'erreurs passées.<br>1 - Je me suis senti(e) comme un(e) raté(e) ou comme si j'avais laissé tomber d'autres personnes.<br>2 - Je me suis senti(e) très coupable ou j'ai beaucoup pensé aux erreurs ou actes condamnables que j'ai commis.<br>3 - Je pense que mon état dépressif est une punition pour quelque chose de mal que j'ai commis.<br>4 - J'ai entendu des voix m'accusant d'avoir commis quelque chose de mal, ou j'ai vu des scènes de terreur qualifiées d'irréelles par autrui.</td>
</tr>
</table>

| | | |
|---|---|---|
| Score : ☐ | | QUESTION 19<br>0 - Je n'ai ***pas*** pensé à mourir, à me faire du mal ou à me faire tuer, ou que la vie ne vaut pas la peine d'être vécue.<br>1 - J'ai pensé que la vie ne valait pas la peine d'être vécue ou qu'il vaudrait mieux être mort.<br>2 - J'ai pensé à mourir ou j'ai souhaité être mort.<br>3 - J'ai pensé à me suicider ou j'ai fait quelque chose afin de me blesser.<br>4 - J'ai essayé de me suicider. |
| Score : ☐ | | QUESTION 20<br>0 - Je ne me suis ***pas*** senti(e) particulièrement tendu(e), irritable ou fort soucieux(se).<br>1 - Je me suis senti(e) plutôt tendu(e) ou irritable.<br>2 - Je me suis préoccupé(e) de choses insignifiantes dont je ne me préoccuperais pas d'ordinaire ou j'ai été excessivement tendu(e) ou irritable.<br>3 - D'autres remarquent que j'ai l'air tendu(e), irritable ou inquiet(e).<br>4 - Je me sens tendu(e), irritable ou inquiet(e) tout le temps. |
| | | ***Cochez tous les symptômes physiques qui vous ont causé des ennuis la semaine écoulée :***<br>☐ *sécheresse buccale* ☐ *crampes* ☐ *hyperventilation/mal à respirer*<br>☐ *gaz* ☐ *renvois* ☐ *soupir*<br>☐ *indigestion* ☐ *palpitations* ☐ *besoins fréquents d'uriner*<br>☐ *diarrhée* ☐ *maux de tête* ☐ *transpirations* |
| Score : ☐ | | QUESTION 21<br>***En référence aux symptômes physiques cités ci-dessus :***<br>0 - Je n'ai coché aucun des symptômes ci-dessus.<br>1 - Dans l'ensemble, le(s) symptôme(s) m'ont causé que très peu d'ennuis.<br>2 - Dans l'ensemble, le(s) symptôme(s) m'ont causé quelques ennuis.<br>3 - Dans l'ensemble, le(s) symptôme(s) m'ont causé beaucoup d'ennuis.<br>4 - Dans l'ensemble, le(s) symptôme(s) a(ont) altéré mes capacités de fonctionnement. |

| | | |
|---|---|---|
| Score : ☐ | | QUESTION 22<br>0 - Je ne me suis ***pas*** beaucoup préoccupé(e) de ma santé physique.<br>1 - Je me suis soucié(e) de tomber malade physiquement.<br>2 - Je me suis tracassé(e) la plupart du temps à propos de ma santé physique.<br>3 - Je me suis fréquemment plaint(e) de mon état physique, ou j'ai demandé beaucoup d'aide.<br>4 - Je suis certain(e) que je souffre d'une maladie physique, même si les médecins me disent le contraire.<br>***Avez-vous eu un problème d'ordre médical cette semaine ? Si oui, veuillez le décrire*** :<br>______________________________<br>***Avez-vous pris des médicaments la semaine écoulée ? Si oui, veuillez les noter*** :<br>______________________________ |
| Score : ☐ | | ***Rappelez-vous que « normal » signifie quand vous vous sentez bien.***<br><br>QUESTION 23<br>0 - Mon débit de langage et de pensée était normal.<br>1 - Mon langage et mes mouvements étaient légèrement ralentis ou ma pensée était légèrement ralentie, ce qui perturbait mes capacités de concentration.<br>2 - Mes mouvements, mon langage ou mes pensées étaient un peu plus ralentis que normalement et d'autres personnes l'ont remarqué.<br>3 - Mes mouvements étaient nettement ralentis, ou mon langage et mes pensées étaient tellement ralentis que j'avais des difficultés à tenir une conversation.<br>4 - Mes mouvements ou mon langage et mes pensées étaient tellement ralentis que j'avais des difficultés à penser ou à parler. |

| | | |
|---|---|---|
| Score : ☐ | | QUESTION 24<br>0 - Je n'ai ***pas*** été agité(e) ou sans repos.<br>1 - J'avais des difficultés à rester en place, ou de temps en temps je jouais avec mes mains, mes cheveux ou autre chose.<br>2 - Je ne tenais pas en place, ou je jouais souvent avec mes mains, mes cheveux ou autre chose.<br>3 - J'ai eu des difficultés à rester assis tranquille, et j'avais besoin de bouger la majeure partie du temps.<br>4 - J'étais incapable de rester assis tranquille ou je me suis tordu les mains, rongé mes ongles, arraché mes cheveux, ou mordu les lèvres presque tout le temps. |
| | | ***Dans les questions suivantes « baisse » signifie une réduction <u>temporaire</u> de votre humeur ou de votre énergie que vous récupérez, au moins partiellement, plus tard dans la journée.***<br>0 - Je n'ai ***pas*** eu régulièrement de baisses d'humeur ou d'énergie dans le courant de l'après-midi ou du soir.<br>1 - J'ai eu régulièrement des baisses d'humeur ou d'énergie dans le courant de l'après-midi ou du soir.<br><br>***Si vous avez entouré « 1 » dans la question précédente, veuillez aussi spécifier :***<br>0 - Une fois que cette baisse survient, elle perdure généralement jusqu'à l'heure du coucher.<br>1 - Habituellement je récupère de ces baisses au moins une heure avant l'heure du coucher. |

| | | |
|---|---|---|
| | Score : ☐ | QUESTION 25<br>***Veuillez entourer la meilleure description des baisses que vous avez connues :***<br>0 - Je n'ai pas ce genre de baisses ou mes baisses perdurent jusqu'à l'heure du coucher.<br>1 - Habituellement, les baisses temporaires étaient seulement d'intensité légère.<br>2 - Habituellement, les baisses temporaires étaient d'intensité modérée.<br>3 - Habituellement, les baisses temporaires étaient d'intensité sévère. |

| | | | |
|---|---|---|---|
| **TOTAL GROUPE A SCORES :** ☐ | **TOTAL GROUPE B SCORES :** ☐ | **SOMME GLOBALE DE TOUS LES SCORES (A + B) :** ☐ | ***Additionnez les scores du Groupe* A *(colonne* 1*) et du Groupe* B *(colonne* 2*), et la somme globale de tous vos scores* (*Groupe* A + B).** |

The SIGH-SAD Self-Assessment version (SIGH-SAD-SA) is based on a self-rated depression inventory *(SIGH-SAD-SR)* developed by J.B.W. Williams, D.S.W., M.J. Link, B.S., and M. Terman, Ph.D. In turn, the SIGH-SAD-SR was based on the *Structured Interview Guide for the Hamilton Depression Rating Scale – Seasonal Affective Disorder Version (SIGH-SAD)*, by J.B.W. Williams, M.J. Link, N.E. Rosenthal, and M. Terman (1998), New York, New York State Psychiatric Institute. The work was supported in part by BRSG Grant 903-E759S from the Research Foundation for Mental Hygiene, Inc., and the U.S. National Institute of Mental Health Grant MH-42931.  For correspondence: Dr. Terman, New York State Psychiatric Institute, 1051 Riverside Drive, New York, NY 10032. The PDF is downloadable free of charge from www.cet.org 1/08 version.

# Interprétation et utilisation des résultats du questionnaire SIGH-SAD-SA

Dans la section ci-dessous, veuillez noter dans les cases de gauche les notes obtenues dans votre questionnaire, et voir ensuite les interprétations et recommandations correspondantes à votre score. Si votre score ne correspond pas aux valeurs indiquées, veuillez passer à la question suivante. Par exemple, pour les trois premières questions, si votre score global (A+B) est supérieur à 4, laissez les cases vides, descendez jusqu'aux cases correspondantes à votre score.

| | | |
|---|---|---|
| Score Global<br>= 0 à 4<br>↓ | Question 1<br>Score | • **Q1 = 0 :** la dépression n'est probablement pas un problème en ce moment.<br>• **Q1 = 2 ou 3 :** vous indiquez être un peu déprimé, mais sans la plupart des symptômes habituels de la dépression. Veuillez remplir à nouveau le questionnaire la semaine prochaine – c'est peut-être passager.<br>• **Q1 = 4 :** vous indiquez vous sentir très déprimé même sans avoir la plupart des symptômes qui caractérisent la dépression clinique. Vous devriez en parler avec quelqu'un de proche. Si ce sentiment persiste, vous devriez demander conseil auprès de votre médecin traitant. |

| | | |
|---|---|---|
| Score Global<br>= 0 à 4<br>↓ | Question 2<br>Score = 2 à 4<br>↓ | • **Q1 = 2 ou 3 :** vous indiquez une perte d'intérêt ou d'engagement dans des activités, sans avoir la plupart des symptômes qui caractérisent la dépression clinique. Veuillez remplir à nouveau le questionnaire la semaine prochaine – c'est peut-être passager.<br>• **Q1 = 4 :** vous indiquez que vous avez perdu de l'ntérêt ou que vous ne vous engagez plus dans des activités habituelles, sans avoir la plupart des symptômes qui caractérisent la dépression clinique. C'est peut-être passager, mais vous devriez en parler avec quelqu'un de proche. Si ce sentiment persiste, vous devriez demander conseil auprès de votre médecin traitant. |
| Score Global<br>= 0 à 4<br>↓ | Question 19<br>Score = 1 à 4<br>↓ | • **Q19 = 1 ou 2 :** Vous indiquez penser à la mort ou au suicide. Cela est rare mais possible si vous ne vous sentez pas dépressif. Consultez www.befrienders.org pour une aide internationale. Ces services sont gratuits et confidentiels. Souvenez-vous, notre questionnaire a été conçu pour vous aider à identifier des problèmes, mais vous devez faire le premier pas pour les résoudre.<br>• **Q19 = 3 ou 4 :** Vous indiquez des envies de suicide. Cela est possible, bien que cela n'accompagne généralement pas une dépression modérée. Si vous pensez vraiment au suicide, essayez de le dire à quelqu'un de proche et rendez vous aux urgences les plus proches pour recevoir une aide ou composez le numéro de téléphone des urgences (par exemple le 15 en France). Consultez www.befriends.org pour une aide internationale. Ces services sont gratuits et confidentiels. Souvenez-vous, notre questionnaire a été conçu pour vous aider à identifier des problèmes, mais vous devez faire le premier pas pour les résoudre. |

| | | |
|---|---|---|
| Score Global = 5 à 10 ↓ | Question 1 Score ↓ | • Votre score indique que vous éprouvez des symptômes dépressifs modérés. C'est peut-être passager, mais vous devriez en parler avec quelqu'un de proche. Si ce sentiment persiste, vous devriez demander conseil auprès de votre médecin traitant.<br>• **Q1 = 0 :** Vous indiquez aussi, toutefois, que votre humeur a été normale, alors qu'une baisse de l'humeur est un symptôme central de la dépression. Il est possible que vos symptômes reflètent un autre problème, par exemple, une maladie physique ou un trouble du sommeil. |
| Score Global = 5 à 10 ↓ | Question 19 Score = 1 à 4 ↓ | • **Q19 = 1 ou 2 :** À côté de votre indication de dépression modérée, vous indiquez aussi penser à la mort ou au suicide. Cela est possible, bien que cela n'accompagne généralement pas une dépression modérée. Consultez www.befriends.org pour une aide internationale. Ces services sont gratuits et confidentiels. Souvenez-vous, notre questionnaire a été conçu pour vous aider à identifier des problèmes, mais vous devez faire le premier pas pour les résoudre.<br>• **Q19 = 3 ou 4 :** À côté de votre indication de dépression modérée, vous indiquez aussi des intentions de suicide. Cela est possible, bien que cela n'accompagne généralement pas une dépression modérée. Si vous pensez vraiment au suicide, essayez de le dire à quelqu'un de proche et rendez-vous aux urgences les plus proches pour recevoir une aide ou composez le numéro de téléphone des urgences (par exemple le 15 en France). Consultez www.befrienders.org pour une aide internationale. Ces services sont gratuits et confidentiels. Souvenez-vous, notre questionnaire a été conçu pour vous aider à identifier des problèmes, mais vous devez faire le premier pas pour les résoudre. |

| | | |
|---|---|---|
| Score Global = 11 à 19 ↓ | Question 19 Score ↓ | • Vos scores indiquent que vous souffrez de dépression modérée. Si vous ne l'avez pas encore fait, parlez-en à quelqu'un de proche. Cela peut nécessiter l'attention d'un médecin si cela dure depuis plus de deux semaines.<br>• **Q19 = 1 ou 2 :** Vous indiquez aussi penser à la mort ou au suicide. Il est très important que vous soyez conseillé par un médecin. Essayez d'en parler à quelqu'un de proche et consultez www.befrienders.org pour une aide internationale. Ces services sont gratuits et confidentiels. Souvenez-vous, notre questionnaire a été conçu pour vous aider à identifier les problèmes, mais vous devez faire le premier pas pour les résoudre.<br>• **Q19 = 3 ou 4 :** vous indiquez aussi des intentions de suicide. Il est très important que vous soyez conseillé rapidement par un médecin. Si vous pensez vraiment au suicide, essayez de le dire à quelqu'un de proche et rendez-vous aux urgences les plus proches pour recevoir une aide ou composez le numéro de téléphone des urgences (par exemple le 15 en France). Consultez www.befrienders.org pour une aide internationale. Ces services sont gratuits et confidentiels. Souvenez-vous, notre questionnaire a été conçu pour vous aider à identifier des problèmes, mais vous devez faire le premier pas pour les résoudre. |

| | | |
|---|---|---|
| Score Global = 20 ou plus ↓ | Question 19 Score ↓ | • Vos scores indiquent que vous souffrez de symptômes dépressifs cliniques. Si vous ne l'avez pas encore fait, parlez-en à quelqu'un de proche. Cela peut nécessiter l'attention d'un médecin si cela dure depuis plus d'une semaine.<br>• **Q19 = 1 ou 2 :** Vous indiquez aussi penser à la mort ou au suicide. Il est très important que vous soyez conseillé par un médecin. Essayez d'en parler à quelqu'un de proche et consultez www.befrienders.org pour une aide internationale. Ces services sont gratuits et confidentiels. Souvenez-vous, notre questionnaire a été conçu pour vous aider à identifier des problèmes, mais vous devez faire le premier pas pour les résoudre.<br>• **Q19 = 3 ou 4 :** vous indiquez aussi des intentions de suicide. Il est très important que vous soyez conseillé rapidement par un médecin. Si vous pensez vraiment au suicide, essayez de le dire à quelqu'un de proche et rendez-vous aux urgences les plus proches pour recevoir une aide ou composez le numéro de téléphone des urgences (par exemple le 15 en France). Consultez www.befrienders.org pour une aide internationale. Ces services sont gratuits et confidentiels. Souvenez-vous, notre questionnaire a été conçu pour vous aider à identifier des problèmes, mais vous devez faire le premier pas pour les résoudre. |
| Score Global = 10 à 15 ↓ | Group B Score = 10 ou plus ↓ | • Vous indiquez une série de symptômes – qui peuvent inclure fatigue, hypersomnie et des compulsions pour la nourriture – qui peuvent être relativement sévères même sans humeur dépressive. Une photothérapie matinale peut être utile. |

| | | |
|---|---|---|
| Score Global = 10 à 15 ↓ | Group B Score = 10 ou plus ↓ | • Vous indiquez une série de symptômes – qui peuvent inclure fatigue, hypersomnie et des compulsions pour la nourriture – qui peuvent être relativement intenses. En particulier pour les individus qui sont dépressifs en hiver, c'est l'indication que la photothérapie matinale peut être utile. |
| Question 11 Score = 2 ↓ | | • Vous indiquez avoir des difficultés à vous endormir chaque nuit. Bien que ce type d'insomnie puisse accompagner la dépression, cela peut être gênant même chez quelqu'un qui n'est pas dépressif. Cela peut être passager, mais si le problème persiste, vous devriez en parler à votre médecin. |
| Question 12 Score = 2 ↓ | | • Vous indiquez vous réveiller pendant la nuit (pas juste pour aller aux toilettes). Bien que ce type d'insomnie puisse accompagner la dépression, cela peut être gênant même chez quelqu'un qui n'est pas dépressif. Cela peut être passager, mais si le problème persiste, vous devriez en parler à votre médecin. |
| Question 13 Score = 2 ↓ | | • Vous indiquez vous réveiller trop tôt sans pouvoir vous rendormir. Bien que ce type d'insomnie puisse accompagner la dépression, cela peut être gênant même chez quelqu'un qui n'est pas dépressif. Les troubles du sommeil peuvent apparaître pour plusieurs raisons. Cela peut être passager, mais si le problème persiste, vous devriez en parler à votre médecin. |
| Question 18 Score = 4 ↓ | | • Vous indiquez être ennuyé par des voix vous accusant de mauvaises choses, ou avoir des visions effrayantes. Même si cela est temporaire ou rare, vous devriez vous faire conseiller par votre médecin traitant. |

| | | |
|---|---|---|
| Question 20<br>Score =<br>3 ou 4<br>↓ | | • Vous indiquez vous sentir tendu, anxieux ou inquiet (ou peureux). Bien que ce type de sentiment accompagne souvent la dépression, cela peut être gênant même chez quelqu'un qui n'est pas dépressif. Cela peut être passager, mais si le problème persiste, vous devriez vous faire conseiller par votre médecin traitant. |
| Question 21<br>Score = 4<br>↓ | | • Vous indiquez un ou plusieurs symptômes physiques qui vous rendent la vie difficile. Vous devriez en parler à votre médecin si cela ne disparaît pas rapidement. |
| Question 23<br>Score =<br>3 ou 4<br>↓ | | • Vous indiquez que vos mouvements, votre parole ou vos pensées ont beaucoup ralenti. Bien que cela apparaisse souvent pendant la dépression, cela peut être gênant même chez quelqu'un qui n'est pas dépressif. Vous devriez en parler à votre médecin. |
| Question 24<br>Score = 4<br>↓ | | • Vous indiquez être incapable de rester assis immobile ou d'agir très nerveusement. Bien que cela n'apparaisse souvent pendant la dépression, cela peut être gênant même chez quelqu'un qui n'est pas dépressif. Vous devriez en parler à votre médecin. |

*Development team: Michael Terman Ph.D., Janet B.W. Williams D.S.W., Thomas M. White M.D., Madeleine Gould Ph.D., Department of Psychiatry, Columbia University and New York State Psychiatric Institute, New York NY 10032 USA.*  *January 2008 version.*

*Traduction française de la section « Interprétation et utilisation des résultats » par Claude Gronfier, Ph.D. (Inserm U846, Département de Chronobiologie, Lyon, France) et Sylvie Royant-Parola, M.D. (Sleep Center, Clinique du Château de Garches, France)*

# Références bibliographiques

## Références

Rosenthal N. *et al.*, « Seasonal affective disorder. A description of the syndrome and preliminary findings with light therapy », *Arch Gen Psychiatry*, 1984 ; 41:72-80.

Golden R. N. *et al.*, « The Efficacy of Light Therapy in the Treatment of Mood Disorders: A Review and Meta-Analysis of the Evidence », *Am J Psychiatry*, 2005 ; 162:656-62.

Gronfier C., Wright K.P. Jr, Kronauer R. E., Czeisler C. A., « Entrainment of the human circadian pacemaker to longer-than-24-h days », *Proc Natl Acad Sci U.S.A.*, 2007 ; 104(21):9081–9086.

Léger D., Gronfier C., « Le rôle de la lumière sur les rythmes veille-sommeil », *Rapport sur le thème du sommeil*, Ministère de la Santé et des Solidarités, décembre 2006. Rapport à Monsieur Xavier Bertrand, ministère de la Santé et des Solidarités (www.sante.gouv.fr/htm/actu/giordanella_sommeil/rapport.pdf).

Recommandations du Comité sur les chronothérapeutiques des troubles de l'humeur (International Society for Affective Disorders) : Wirz-Justice A., Benedetti F., Berger M., Lam R.W., Martiny K., Terman M. and Wu J., « Chronotherapeutics (light and wake therapy) in affective disorders », *Psychological Medicine*, 2005 ; 35:939–44.

Terman M., *Principles and Practice of Sleep Medicine*, 2005

## Bibliographie

Royant-Parola S., Gronfier C., Adrien J., *Les Mécanismes du sommeil : rythmes et pathologies*, Le Pommier, 2005. Un livre pour le public intéressé par le sommeil et les rythmes biologiques. Des bases neurophysiologiques aux troubles du sommeil, en passant par la chronobiologie.

Royant-Parola S., *Comment retrouver le sommeil par soi-même*, Odile Jacob, 2008. Comment vaincre l'insomnie ? Avez-vous du mal à vous endormir le soir, ou vous réveillez-vous très tôt le matin ? Y a-t-il une cause particulière à ces mauvaises nuits ? Êtes-vous un petit ou un gros dormeur ? Du soir ou du matin ? Quelle est votre durée de sommeil optimale ? Comment réapprendre à dormir ?

Léger D., *Bien dormir, enfin !*, First. Prenez votre santé en main ! Conçu par un médecin, ce petit livre répond à toutes les questions que vous vous posez au quotidien et vous aide à amorcer le dialogue avec votre médecin.

Chneiweiss L., *Dormir n'est plus un rêve*, Albin Michel 1993. Si les ouvrages précédents ne vous ont pas encore endormi…

Mirabel-Sarron C., *La Dépression, comment en sortir*, Odile Jacob, 2002. Pour tout savoir sur les thérapies comportementales et cognitives de la dépression.

## Ressources

Le **Groupe chronobiologie** de la Société française de recherche et de médecine du sommeil est impliqué dans l'information et l'enseignement universitaire en chronobiologie, et responsable d'une formation médicale sur les approches chronobiologiques du traitement des troubles du sommeil et de la dépression saisonnière. Il est constitué de médecins et de scientifiques spécialistes du sommeil et des rythmes biologiques. Leur travail est important puisqu'ils proposent une alternative, souvent plus efficace, au traitement médicamenteux ; les recommandations qu'ils émettent reposent sur une analyse critique des études scientifiques et des évaluations cliniques internationales. Les membres de ce groupe ou leurs unités hospitalières ou de recherche peuvent être contactés pour vous aider à trouver un médecin spécialisé dans les troubles chronobiologiques ou le trouble affectif saisonnier (dépression saisonnière).

### Membres

Dr Bruno Claustrat, biologiste, Hospices Civils de Lyon et Inserm U846, Lyon

Dr Claude Gronfier, chronobiologiste, Inserm U846, Lyon

Pr Damien Léger, médecin, spécialiste du sommeil, Hôtel Dieu, Paris

Dr Patrick Lemoine, psychiatre, spécialiste du sommeil, Lyon

Dr Alain Nicolas, psychiatre, spécialiste du sommeil, Hôpital Le Vinatier, Lyon

Dr Maria-Antonia Quera-Salva, médecin, spécialiste du sommeil, Hôpital Raymond-Poincaré, Garches

Dr Sylvie Royant-Parola, Psychiatre, Spécialiste du Sommeil, Hôpital la Pitié Salpetrière, Paris

Mr Jacques Taillard, Chronobiologiste, CNRS UMR 5227, Bordeaux

## Sites Internet

### Center for Environmental Timing (CET)
### www.cet.org

Une agence indépendante à but non lucratif dont l'action est consacrée à l'enseignement et à la recherche sur les nouvelles thérapies environnementales. Vous y trouverez de nombreuses informations sur la dépression saisonnière (TAS), des questionnaires d'autoévaluation, et des conseils. N'hésitez pas à le conseiller à votre médecin !

**Réseau Morphée http://www.reseau-morphee.org/**

Le réseau Morphée est une association à but non lucratif qui regroupe différents professionnels de santé impliqués dans la prise en charge des troubles du sommeil. Le grand public y trouvera de nombreuses informations sur le sommeil et ses pathologies. Les professionnels auront accès à une information dédiée (référentiels, annuaire, dossier médical, etc.).

**Institut national du sommeil et de la vigilance (ISV) www.institut-sommeil-vigilance.org/**

Son but est de diffuser les connaissances sur le sommeil auprès du public, de former et d'informer, d'aider à la recherche, de coordonner les initiatives touchant au sommeil et à la vigilance, ainsi que de rassembler les structures qui touchent aux maladies du sommeil et de l'éveil. Vous y trouverez aussi la liste des unités de sommeil agréées par la Société française de recherche et médecine du sommeil (SFRMS) qui peuvent être contactées pour vous aider à trouver un médecin.

**www.sfrms.org**

Site destiné aux professionnels ; son objectif est de faciliter les échanges des informations scientifiques et d'aider au contact personnel entre les chercheurs dans le domaine de la physiologie et de la pathologie du sommeil.

**Centre de référence des hypersomnies rares www.je-dors-trop.com.**

Ce site sur les hypersomnies rares est dédié aux patients et leurs familles. Il a été réalisé, dans le cadre du **Plan national maladies rares 2005-2008**, par le **Centre de référence des hypersomnies rares** qui regroupe les centres du sommeil de l'Hôtel-Dieu de Paris, de Garches et de Bordeaux. Il contient des informations utiles qui vous sont destinées si vous pensez trop dormir. Mis à part un surmenage passager ou une activité physique ou intellectuelle élevée, de nombreuses pathologies peuvent être la cause de fatigue et de sommeil de longue durée. Le site regorge d'informations.

**Association française de thérapie comportementale et cognitive www.aftcc.org.**

Toutes les informations sur les thérapies comportementales et cognitives et une liste complète, régulièrement mise à jour, des thérapeutes dans chaque département

# Table des matières

## La photothérapie : le traitement de prédilection

**Mécanismes chronobiologiques et autres applications de la photothérapie**

**Annexes**

# Remerciements

Nous souhaitons remercier les personnes qui nous ont accompagné ou inspiré pendant la rédaction de cet ouvrage, en particulier :

Le **Dr Anna Wirz-Justice**, professeur de psychiatrie à la Clinique universitaire de psychiatrie de l'Université de Bale (Suisse). Pionnière dans l'étude de la chronobiologie des maladies dépressive et ambassadrice de la photothérapie dans le monde. Elle a fondé la Society for Light Treatment and Biological Rhythms (SLTBR) avec Michael Terman. Ses travaux scientifiques, son imagination et sa volonté sont une source d'inspiration. Elle a obtenu que la photothérapie de la dépression saisonnière (le panneau lumineux) soit prise en charge par le système de santé Suisse. Un exemple à suivre !

Le **Dr Michael Terman**, professeur de psychologie clinique en psychiatrie à Columbia, chercheur au New York State Psychiatric Institute (NYSPI), directeur du Center for Light Treatment and Biological Rhythms at New York-Presbyterian Hospital. Il a fondé le Center for Environmental Therapeutics (CET), qu'il préside depuis 1994, une agence professionnelle indépendante, sans but lucratif, dédiée à l'éducation et la recherche sur les nouvelles thérapies environnementales. Nous lui sommes reconnaissant de pouvoir donner les questionnaires d'auto-évaluation en annexe de cet ouvrage ; ils sont également disponibles sur le site internet du Centre (www.cet.org), une source d'information extrêmement riche et précise pour le public, les patients et les cliniciens.

Le **Dr Éric Lainey**, psychiatre, spécialiste des troubles du sommeil, ancien attaché de consultation à l'hôpital européen Georges Pompidou (Paris). Il travaille actuellement aux États-Unis comme directeur associé du Départment des affaires médicales du système nerveux central d'un grand groupe pharmaceutique. Il est l'un des instigateurs de ce livre et nous l'en remercions.

Le **Groupe Chronobiologie** de la Société Française de Recherche et de Médecine du Sommeil (voir son activité p. 248).

**Frédéric Bizard**, le bouillant président directeur général de KIRIA, pour qui la santé et surtout la prévention des maladies sont au cœur de son activité. Sa curiosité et ses connaissances lui permettent de s'intéresser à toutes les approches innovantes.

Florence, Zoé, Tom, Laurence, Kévin et Greg qui partagent nos vies.

Photocomposition Nord Compo
Imprimé en Espagne par Rodesa

---

Pour le compte des Éditions Marabout.
Dépôt légal : décembre 2008
ISBN : 978-2-501-04928-3
4098612
Édition 02